T 1625
6

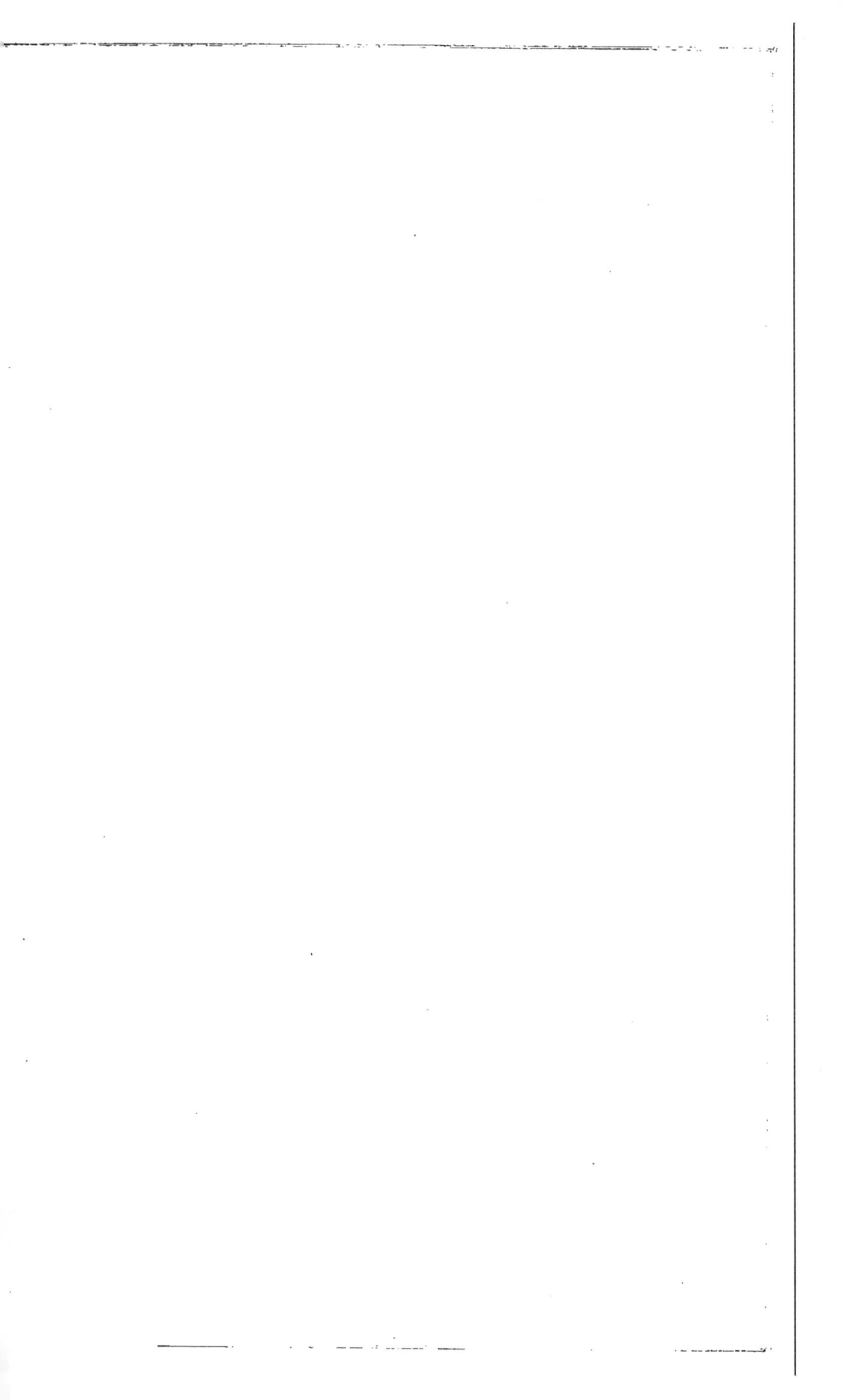

ESSAI

SUR LA RELATION QUI EXISTE A L'ÉTAT PHYSIOLOGIQUE

ENTRE

L'ACTIVITÉ · CÉRÉBRALE

ET LA COMPOSITION DES URINES

ESSAI

SUR

LA RELATION QUI EXISTE A L'ÉTAT PHYSIOLOGIQUE

ENTRE

L'ACTIVITÉ CÉRÉBRALE

ET LA

COMPOSITION DES URINES

PAR

LE Dr H. BYASSON

PHARMACIEN EN CHEF DE L'HÔPITAL DU MIDI,
LAURÉAT DES CONCOURS DE L'INTERNAT EN PHARMACIE.
(Médaille d'argent, 1863; 1re Médaille, 1865);
MÉDAILLE DE BRONZE DE L'ASSISTANCE PUBLIQUE,
LAURÉAT DE L'ÉCOLE SUPÉRIEURE DE PHARMACIE DE PARIS.
(Médaille d'argent, 1861; 1re Mention, 1862);
RÉCOMPENSE PUBLIQUE A L'OCCASION DE L'ÉPIDÉMIE CHOLÉRIQUE DE 1865,
MÉDAILLE DE BRONZE A L'OCCASION DE L'ÉPIDÉMIE CHOLÉRIQUE DE 1866
VICE-PRÉSIDENT DE LA SOCIÉTÉ D'ÉMULATION POUR LES SCIENCES PHARMACEUTIQUES,
MEMBRE DE LA SOCIÉTÉ CHIMIQUE DE PARIS.

~~~~~~~~~~

PARIS

GERMER BAILLIÈRE, LIBRAIRE-EDITEUR

17, RUE DE L'ÉCOLE-DE-MÉDECINE, 17.

Londres | **New-York**

Hipp. Baillière, Regent street. | Baillière brothers, 440, Broadway

MADRID C. BAILLY-BAILLIÈRE, PLAZA DEL PRINCIPE ALFONSO, 6.

—.

1868

INTRODUCTION

Parmi les sciences dont les progrès deviennent chaque jour plus marqués, grâce à la fois à l'application de la méthode expérimentale et à l'impulsion donnée par nos maîtres, nous sommes heureux de pouvoir citer la biologie et surtout l'une de ses branches, la physiologie. Placée sur l'échelon le plus élevé des sciences positives, étudiant les corps organisés et les lois de leur activité, possédant des moyens d'investigation à elle propres, mais s'aidant des ressources de la chimie et la physique, son champ est immense, et nulle carrière humaine, si longue et si bien remplie qu'elle soit, ne peut se flatter de le parcourir en entier.

De cette considération ressort la nécessité de scinder cette branche des sciences médicales, pour en mieux étudier les faits et ériger les lois, sans vouloir faire, de ces tronçons, en apparence épars, des sciences séparées. C'est en effet une tendance bien naturelle de notre esprit de vouloir accorder l'importance la plus large au sujet spécial de nos études et de nous laisser entraîner à prendre le secondaire pour le principal; heureux entraînement et qui, à défaut de l'attrait irrésistible qu'offre la science, suffirait pour comprendre les recherches les plus laborieuses entreprises à toutes les époques.

Frappés des découvertes modernes de la chimie et de leur application immédiate à l'étude de plusieurs phé-

nomènes physiologiques, des savants ont voulu fonder
des théories exclusives, et qui, par cela seul devaient
tomber, en produisant une réaction nuisible au progrès;
de là des divergences, qui sont loin d'être détruites,
mais qui ont servi toutefois à montrer combien le concours des sciences physiques est indispensable. C'est
grâce à cette solidarité nécessaire et enfin reconnue de
toutes les sciences, que nous voyons disparaître chaque
jour quelqu'un de ces agents mystérieux inventés par
l'ignorance pour expliquer la vie : ignorance relative,
s'entend, et dont nous serons taxés un jour sur bien des
sujets.

Nous avons cru devoir présenter ces considérations
bien générales et bien courtes, pour montrer au début
de ce travail, dans quel esprit nous l'avons conçu, et
écarter le reproche de vouloir attribuer aux phénomènes
chimiques une prépondérance exclusive. Cette thèse ne
sera, nous l'espérons, que le prélude de travaux que
nous continuerons longtemps sur le même sujet, et
pour lesquels nous profiterons des découvertes de chaque jour et des conseils de nos excellents maîtres.

Au point de vue physiologique, un être vivant est
constitué par une aggrégation de matière, limitée dans
l'espace et le temps, assujettie dans toute sa masse à un
double travail d'assimilation et de désassimilation. La
résultante de ce travail complexe est ce qu'on appelle
la *vie*. Son essence nous échappera toujours; les esprits
lancés dans les spéculations métaphysiques, qui courent
à sa recherche, ne se doutent pas de leur impuissance,
et leurs dissertations parfois fort belles, mais toujours
stériles, fourniraient à la science, si elle en avait besoin;
la preuve que notre pensée n'est apte qu'à saisir des

rapports. Dans tout être vivant, à mesure que l'organisation de la matière se complique, on voit apparaître des propriétés nouvelles immanentes à cet état.

L'anatomie nous apprend que toutes les parties de cet être sont réductibles en éléments parfaitement définis, isolables, vivant dans des liquides déterminés, et on peut dire, avec M. Robin, que l'accomplissement d'une fonction est la manifestation des diverses propriétés des éléments anatomiques. Pour manifester ses propriétés, l'élément anatomique doit être en voie de rénovation, et comme pour chacun des groupes ou systèmes auxquels correspond une fonction différente, la matière organisée varie dans sa composition élémentaire, à chacune des fonctions correspondront des produits spéciaux en qualité ou quantité, qui seront déversés à l'extérieur, modifiés ou non durant leur trajet. Lavoisier nous a comparés à une lampe qui brûle, et, malgré son peu de rigueur scientifique, cette comparaison restera comme une de celles qui frappent l'esprit, lui font entrevoir des aperçus nouveaux et l'invitent aux recherches. On pourrait ajouter, poursuivant la même idée, que les urines forment les cendres de cette combustion. Pour écarter toute discussion, nous prendrons ce dernier mot dans son sens le plus large et faute d'en trouver un meilleur : il exprimera non-seulement la formation de composés plus oxydés, et partant généralement plus simples et plus stables, mais aussi le double travail de synthèse et d'analyse dont l'organisme vivant est le siége.

Normalement les urines sont uniquement formées des matériaux de combustion. C'est le seul liquide qui mérite véritablement le nom d'humeur excrémentitielle ;

dans une classification des humeurs nous l'isolerions, tout en rapprochant l'exhalation pulmonaire d'abord, la sueur ensuite, et cela pour des considérations qu'il n'est pas dans notre cadre de développer. Les reins, en vertu de leur texture spéciale et par un mécanisme dont toutes les phases ne sont pas bien connues, tendent à maintenir le sang dans sa composition normale en lui enlevant les matériaux en excès qu'il a puisés dans les tissus, ou qui se forment directement dans sa masse. A l'altération de l'appareil séparateur comme à celle du sang correspondront des changements de composition dans les urines. Dans l'état physiologique, si une fonction vient à s'exagérer, si la vie des éléments anatomiques correspondants devient par suite plus active, on devra en trouver la preuve irrécusable dans l'examen comparé des urines. Ainsi nous possédons un moyen admirable et sûr de juger de la bonne harmonie des fonctions par l'examen des matériaux déversés à l'extérieur.

Cet aperçu, que nous avons cru nécessaire avant d'aborder le vif de la question, montre, en réfléchissant un peu, combien est vaste ce sujet d'études et aussi combien il est difficile. Des travaux immenses ont été publiés, tant en France qu'à l'étranger, sur les urines ; leur énumération seule suffirait à fournir la matière d'un long chapitre. Nous n'en connaissons pas qui ait été entrepris en vue de résoudre directement l'importante question que nous nous sommes posée. Au début de ce travail, nous nous plaisons à citer les noms de Prout, Lecanu, Chevreul, Becquerel, Bouchardat, Quévenne, Liebig, Wœlher, Lehmann, Neubauer, Frerichs, Roberts, Bence-Jones, Beale et Golding Bird.

Nous diviserons cette thèse en deux parties : la première, dans laquelle après avoir nettement posé la question, nous développerons comment nous l'avons envisagée, en insistant sur les procédés analytiques employés. La deuxième partie comprendra les résultats des expériences et analyses, leur interprétation et la conclusion.

Ce travail a été préparé et médité depuis près de deux ans : après nous être familiarisé avec les procédés analytiques que nous décrirons soigneusement, nous avions entrepris d'étudier la variation des sulfates et des phosphates dans les urines ; mais bientôt, sans qu'aucune idée théorique préconçue nous guidât, nous nous posâmes cette question de relation ; malgré sa complication et sa difficulté, sans prévoir quel serait le résultat de l'expérience, nous nous sommes mis à l'œuvre, et nous croyons que nos conclusions seront appuyées sur des faits expérimentaux à l'abri de sérieuses objections.

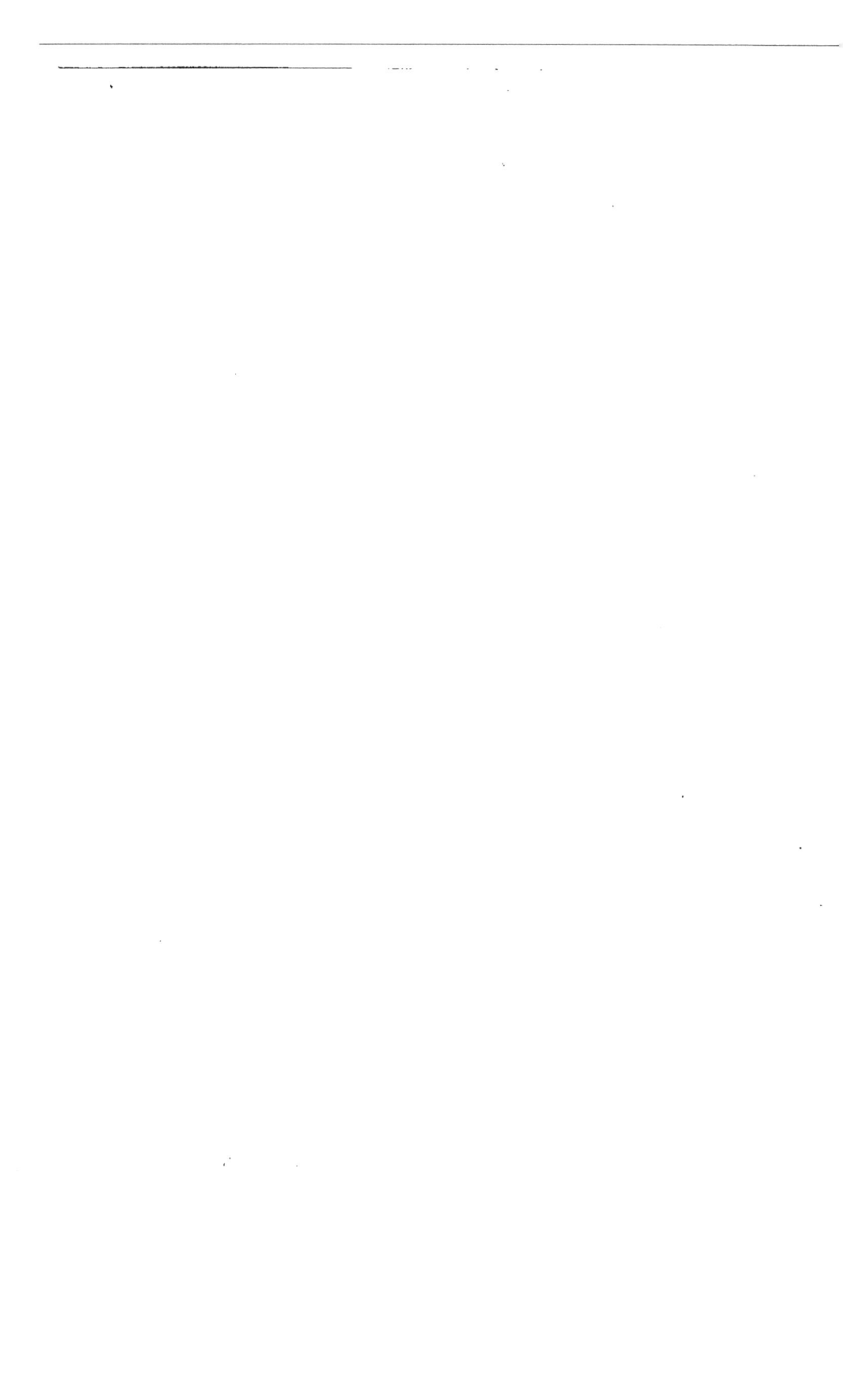

ESSAI

LA RELATION QUI EXISTE A L'ÉTAT PHYSIOLOGIQUE

L'ACTIVITÉ CÉRÉBRALE

COMPOSITION DES URINES

PREMIÈRE PARTIE

La question, telle que nous l'avons posée en tête de ce travail, est énoncée, croyons-nous, trop clairement pour avoir besoin de longues explications. Est-il possible de démontrer expérimentalement que, lorsqu'un homme travaille du cerveau (et par travail du cerveau ou activité cérébrale, nous entendons plus spécialement ce qu'on est convenu d'appeler la pensée dans ses divers modes), il s'effectue dans cet appareil une dépense provenant de la combustion organique telle que nous l'avons définie, dépense représentée en partie par les produits de désassimilation déversés à l'extérieur par les urines? Des considérations d'un autre ordre ont amené à répondre affirmativement et, depuis deux ans environ, nous avons tous entendu retentir cette parole du grand physiologiste allemand Molleschott : «Sans le phosphore, point de pensée.» C'était, selon nous, exprimer d'une façon par trop imagée un fait d'une haute importance et qui n'avait pas besoin de s'affirmer et de se répandre sous une pareille forme. On pourrait dire avec autant de vérité : sans le carbone, point de pensée; sans l'azote, point de pensée, etc.

On sait déjà que, chez le même homme en repos ou se livrant à un exercice musculaire violent, la composition des urines est variable quant à la proportion relative des principaux éléments. Chez ce même individu, qui va maintenant exciter plus spécialement son cerveau, verrons-nous apparaître des changements dans ce liquide et, si la réponse est affirmative, quels sont-ils, et peut-on les distinguer des précédents? Nous reportant aux quelques considérations présentées plus haut, nous voyons que, dans le premier cas, on établit la relation qui lie l'activité musculaire au travail interstitiel effectué dans la fibre musculaire par la connaissance des produits formés et déversés à l'extérieur. Dans le second cas et en suivant la même marche, on établit cette même relation entre l'activité cérébrale et les produits de combustion interstitielle formés dans la cellule cérébrale. Nous n'avons nul besoin ici de savoir quels sont les corps qui se forment sur place, quels sont les changements qu'ils subissent jusqu'au moment où ils sont séparés du sang par le rein. Ces questions fort importantes, et dont la solution pourra certainement être donnée un jour, ne sauraient nous arrêter. L'important pour nous est d'arriver à établir que, lorsque la fonction cérébrale entre en activité, il y a une dépense organique dont nous retrouvons les traces manifestes, dépense qui se rapporte incontestablement à l'accomplissement de la fonction.

Lorsqu'on médite ce sujet, on ne tarde pas à reconnaître qu'il est fort complexe. Mais tout problème, quel qu'il soit, se simplifie lorsqu'on arrive à transformer en constantes certaines variables. C'est ce que nous avons fait dans la mesure du possible.

Quelles sont les causes principales qui influent sur la composition des urines chez une personne bien portante? L'alimentation, l'absorption plus ou moins complète des matériaux pris à l'intérieur, l'accroissement physique, l'activité de la respiration, de la circulation, l'état de repos ou de mouvement, l'activité cérébrale, la température extérieure, la pression barométrique, sans parler du sexe, de l'âge et d'autres causes que nous n'avons pas besoin de faire intervenir. Supposons un homme arrivé à son développement physique complet, prenant chaque jour aux mêmes heures les mêmes aliments, admettons que ses matières fécales aient le même poids et la même composition; que la température extérieure, la pression barométrique, l'état hygrométrique soient identiques, qu'il n'éprouve pas dans son poids de variation appréciable, imaginons-le pendant une série de jours distincts, tantôt à l'état de repos, tantôt à l'état d'activité musculaire, tantôt à l'état d'activité cérébrale, recueillons et analysons ses urines. Si, dans ces conditions, nous découvrons des variations de composition s'effectuant dans le même sens, se répétant avec régularité, ne serons-nous pas en droit d'en rapporter la cause aux différents états dans lesquels s'est trouvé l'organisme, et d'établir des rapports? Il faudrait, pour répondre négativement, ou bien admettre des causes occultes, ou bien supposer des changements profonds et alternatifs passant inaperçus, ne modifiant pas l'état normal et ne pouvant recevoir d'explication.

C'est dans des conditions aussi voisines que possible de celles que nous venons d'énumérer, que nous nous sommes placé. Evidemment, on ne peut s'imposer exclusivement ni l'état de repos, ni l'activité musculaire, ni l'activité cérébrale. Mais on peut d'une manière relative faire prédominer l'un des trois. Il nous arrive à tous de passer des jours calmes de corps et d'esprit, de faire un travail musculaire énergique durant lequel la pensée est en repos relatif; de passer, au contraire, d'autres journées durant lesquelles notre intelligence travaille énergiquement, l'activité musculaire étant presque nulle. Nous n'insisterons pas davantage sur ces considérations: nous aurons, d'ailleurs, occasion d'y revenir en analysant les résultats obtenus.

Nous ne consignerons dans cette thèse que les expériences faites en dernier lieu, et qui sont les plus complètes. Elles ont été entreprises le 1er février dernier, après avoir vérifié les procédés d'analyse suivis, et nous être familiarisé avec eux.

Nous nous sommes pris pour sujet d'expérience; car il nous paraissait difficile, dans une question aussi délicate, d'arriver sans cela à des resultats précis.

Il est inutile d'insister sur la nécessité de recueillir la totalité des urines des vingt-quatre heures : mais, contrairement à ce qu'on fait habituellement, les premières urines du matin étaient considérées comme appartenant à la journée commencée la veille ; c'est pendant le repos que procure un sommeil paisible, que

sont en grande partie éliminés les matériaux de désassimilation et que le sang reprend sa composition
normale.

Avant de nous soumettre à une alimentation uniforme,
il nous a paru intéressant de connaître quelles étaient
les variations qui allaient se produire, sous l'influence
du régime avant et après, et d'établir en même temps à
une époque peu éloignée, la composition de nos urines.
Nous avons adopté comme unique boisson l'eau ; comme
aliment solide un pain ou gâteau, composé ainsi qu'il
suit : farine de blé, 1 kilogramme ; œufs 6 ; beurre, 125
grammes ; sucre, 60 grammes ; eau, quantité suffisante.
Une petite quantité de sel marin non pesée était ajoutée.
Pour ne pas nous exposer à des redites, et abréger autant que possible, nous avons groupé plus loin en tableaux toutes les indications et tous les résultats. Nous
avons pensé qu'il serait ainsi plus facile et plus commode de saisir l'ensemble et de comparer.

Nous croyons nécessaire d'exposer avec quelque détail les procédés analytiques suivis, et que nous avons
modifiés ; on en comprend sans peine l'importance ; on
trouverait peut-être dans leur plus ou mois grande sensibilité la cause de certaines divergences entre les résultats obtenus par divers auteurs.

Les substances que nous avons dosées directement
sont l'urée, l'acide urique, l'acide phosphorique, l'acide
sulfurique, le chlore, la chaux, la magnésie, la potasse.

Dosage de l'urée. — Les procédés généralement employés pour le dosage de l'urée sont les suivants :

Procédé de M. Lecanu, dosant cette substance à l'état

de nitrate d'urée, et modifié quant au mode opératoire par M. Chalvet.

Procédé de Heints, fondé sur la propriété qu'a l'urée, de se décomposer, par la chaleur, en ammoniaque qu'on dose à l'état de chloro-platinate.

Procédé de Liebig fondé sur la propriété que possède l'urée, de se combiner avec le bioxyde de mercure.

Procédé de M. Leconte, fondé sur l'oxydation de l'urée en présence du chlorure de soude; la mise en liberté de l'azote et son dosage, procédé qui a subi quelques modifications peu importantes de la part de MM. Davy et Hamsfield.

Procédé de Millon, fondé sur la propriété que possède un mélange d'azotate et d'azotite de mercure, de transformer en acide carbonique tout le carbone de l'urée, procédé qui a subi de nombreuses modifications quant au dosage de l'acide carbonique.

Procédé qui consiste à évaluer la proportion d'urée en partant du poids spécifique de l'urine ; il donne des résultats beaucoup moins approchés que les précédents ; le coefficient adopté par les différents expérimentateurs n'est pas le même, et il faudrait supposer que les éléments autres que l'urée restent fixes.

Nous n'avons pas ici à comparer ces différentes méthodes d'analyse, à savoir quelle est la meilleure. Nous croyons que, lorsqu'un homme a fait sans précipitation de longs travaux sur un sujet, il faut, avant de se permettre de dire qu'il a fait des erreurs, supposer qu'on se trompe soi-même, qu'on ne se place pas dans toutes les conditions voulues et recommencer à bien des reprises ses expériences.

Les méthodes de dosage à l'état gazeux, présentent

des avantages incontestables ; elles demandent des précautions spéciales, en vertu même de leur sensibilité. En
ce qui regarde l'urée, il n'est pas bien établi que les
corps azotés que l'on rencontre mélangés avec elle, ne
peuvent pas donner de la même manière de l'azote et de
l'acide carbonique. Lorsqu'il est nécessaire de faire un
grand nombre de dosages, les procédés volumétriques
sont très-commodes, et leur précision dépend du soin
que l'on a apporté à contrôler directement les résultats
par les pesées, à préparer les liqueurs titrées, à vérifier ses instruments de mesure. Comme en toute chose,
on acquiert par l'expérience une plus grande précision.

Nous avons adopté le procédé de Liebig ; mais seulement après l'avoir modifié quant à la préparation de la
liqueur mercurielle, et en partie quant au mode opératoire. Lorsqu'on fait dissoudre à chaud, du mercure dans
de l'acide nitrique, et qu'on évapore en consistance sirupeuse, tout le métal n'est pas transformé en azotate de
bioxyde. L'acidité de la liqueur est variable, et ces circonstances font que, même en vérifiant le titre, on peut
avoir des résultats erronés. L'urée en effet ne se combine qu'avec le bioxyde de mercure ; le composé formé,
presque insoluble dans une liqueur neutre, se dissout
en proportions variables dès qu'elle est acidulée par
l'acide nitrique ; en présence d'un excès de potasse cette
dissolution peut donner un précipité jaune, alors que
la réaction n'est pas terminée. Après nous être assuré
de ces causes d'erreurs, nous avons cherché à les
éviter.

On pèse exactement 36 grammes d'oxyde rouge de
mercure ; il est toujours facile de purifier soi-même
le mercure et de le transformer en ce composé ; on le

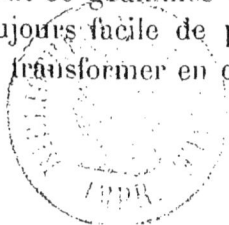

fait dissoudre dans 50 grammes d'acide nitrique ordinaire, étendu de la moitié de son poids d'eau; on évapore doucement, jusqu'à apparition de vapeurs rutilantes, et on fait à 15° environ, avec cette liqueur et de l'eau distillée, le volume d'un litre. Si par le mélange avec l'eau, il se manifestait un léger trouble, quelques gouttes d'acide suffiraient à le faire disparaître. En opérant ainsi, on aura une dissolution dans laquelle tout le mercure sera à l'état de bioxyde, et aussi peu acide que possible. On prépare en outre, avec 20 grammes d'urée cristallisée et de l'eau distillée, 1 litre de liqueur d'épreuve.

L'urée peut former, avec l'oxyde de mercure, plusieurs combinaisons, dont trois au moins sont bien connues et ont été étudiées par MM. Werther, Neubauer et Kerner. Le composé blanc, amorphe, légèrement caséeux qui va se produire par le contact des deux solutions précédentes est constitué par un équivalent d'urée et quatre équivalents d'oxyde de mercure : $C^2H^4Az^2O^2$, $4HgO$. Un gramme de ce corps renferme 0 gr. 878 d'oxyde de mercure et 0 gr. 122 d'urée; ces nombres sont à très-peu de chose près dans le rapport de 7 à 1, proportion favorable à un dosage exact de l'urée. En partant de cette formule, la liqueur mercurielle précédente est telle, qu'un centimètre cube précipitera 0 gr. 005 d'urée. Il fallait tout d'abord vérifier ce résultat.

Pour abréger, nous désignerons la solution d'azotate de mercure par liqueur A, la solution d'urée par liqueur B. Mettons dans un vase à précipité, placé sur une feuille de papier blanc, 50 cent. cubes de liqueur B. Si l'on vient à verser une certaine quantité de liqueur A, on reconnaît qu'à mesure que le précipité blanc se forme, la solution devient acide par la mise en liberté de l'acide nitrique. Neutralisons-la de temps en temps par une dissolution de potasse, sans toutefois la rendre alcaline. Il arrivera un moment où la liqueur potassique, versée le long des parois de verre, de manière à se répandre à la surface, fera naître une coloration jaune. On s'arrête et on voit qu'on a employé 200 cent. cubes de liqueur A. Le précipité après lavage et dessiccation pèse 7 gr. 95; si, comme nous l'avons fait, on répète un très-grand nombre de fois cette expérience, on trouve des résultats très-concordants quant aux volumes des liqueurs et quant aux poids des précipités qui n'ont jamais varié qu'entre les limites suivantes: 7 gr. 915 et 8 grammes. Nous avons pesé 0 gr. 50 de ce composé et cherché par le procédé si exact de M. Personne la quantité de mercure. Nous avons détruit l'urée par l'eau régale avec excès d'acide chlorhydrique et par le chlorate de potasse; le mercure a été ainsi transformé en bichlorure, dissous dans l'eau à la faveur du chlorure de potassium. Cinq dosages effectués sur des précipités distincts nous ont donné comme moyenne 0 gr. 395 de mercure pour 0 gr. 50, le chiffre extrême étant 0 gr. 390 et 0 gr. 400. Or, si l'on adopte la formule $C^2H^4Az^2O^2$, $4HgO$, le poids théorique du précipité obtenu avec les volumes indiqués de liqueur doit être 8 gr. 2, et 0 gr. 50 doivent renfermer, 0 gr. 486 de mercure.

Ces nombres sont fort rapprochés des précédents et il est hors de doute que la formule admise est exacte. On remarquera que les chiffres obtenus sont toujours trop faibles: en voici la raison. Lorsqu'on a mélangé les deux liqueurs et qu'on est arrivé à la limite de la saturation, comme il est nécessaire que la dissolution soit acide au moment où la potasse produit une légère coloration jaune, une certaine quantité du composé d'urée reste en dissolution et on le retrouve dans le liquide recueilli après filtration. Le précipité jaune dont la formation indique la fin de la réaction n'est pas uniquement formé d'oxyde de mercure hydraté mais de son mélange avec le corps $C^2H^4Az^2O^2$, $4Hgo$. Les dissolutions concentrées et chaudes de potasse ou de carbonate de soude, agissant seules sur le composé mercuriel d'urée, il n'est pas nécessaire d'attendre que le liquide soit devenu limpide à la surface. On évite l'inconvénient et la perte de temps qu'il y a à soustraire avec une baguette une petite quantité de liqueur pour la faire réagir à part.

Le procédé analytique étant fondé sur des faits bien constatés, voici comment on doit opérer. On mesure avec une pipette 50 cent. cubes d'urine que l'on verse dans une fiole. On ajoute 25 cent. cub. d'eau de baryte, et on agite. Un précipité blanc très-complexe, principalement formé d'urate, de phosphate et de sulfate de baryte se produit. Après cinq minutes environ, on filtre; on remarque qu'il y a eu décoloration partielle; le liquide filtré est alcalin. Dans tous les cas cette proportion d'eau de baryte a été trouvée suffisante. Au moyen d'une pipette graduée, on mesure 10 ou 20 cent. cubes de l'urine ainsi préparée, que l'on verse dans un vase à précipité, posé sur une feuille de papier blanc. A l'aide d'une burette graduée, on verse d'une main la liqueur mercurielle, on agite de l'autre. De temps en temps, on ajoute de petites quantités d'une dissolution faite avec 25 grammes de potasse pour 1 litre. On arrive ainsi à voir apparaître le précipité jaune qui tranche sur la couleur blanche du précipité et du papier. Ce premier dosage ne fait qu'indiquer approximativement vers quelle division se trouve la limite exacte ; on en opère deux ou trois autres qui sont toujours rapprochés et dont on prend la moyenne. Il suffit, la lecture opérée sur la burette, d'un calcul très-simple, puisque chaque centimètre cube précipite 0 gr. 005 d'urée : on n'oubliera pas qu'on a opéré sur un liquide mélangé avec l'eau de baryte dans la proportion d'un tiers. Avec un peu d'habitude on arrive à exécuter dans une demi-heure un dosage d'urée très-exact.

Nous avons fait, sur les précipités obtenus avec des échantillons variés d'urine, les mêmes essais et analyses déjà décrits, avec des résultats identiques. Après avoir exécuté un dosage, ainsi qu'il vient d'être dit, si l'on ajoute à la même urine de l'urée dans la proportion de 0 gr. 50 pour 1 litre, en recommençant l'opération on retrouvera sûrement cette addition. Le procédé est applicable sans modification à l'urine qui renferme du glucose.

Détermination de l'acidité de l'urine et dosage de l'acide urique.

La détermination du degré d'acidité de l'urine, simple en apparence, demande toutefois qu'on s'entoure de certaines précautions. Nous faisons avec 11 gr. 91 cent. de potasse fondue et de l'eau distillée 1 litre de dissolution ; chaque centimètre cube renfermera 1 centigr. de potasse anhydre. Dans un vase à précipité posé sur une feuille de papier blanc, on met 50 c. cubes d'urine et on ajoute quelques gouttes de teinture bleue de tournesol. On place à côté de soi dans un verre, un peu de la même urine, qu'on colore de la même manière. Au moyen d'une burette graduée, on verse la dissolution alcaline, en agitant constamment, jusqu'à ce qu'il y ait passage du rouge au bleu. Cette transition n'est pas toujours facile à saisir nettement, à cause de la couleur propre de l'urine. On a pour s'aider la comparaison avec la coloration primitive, l'apparition d'un léger nuage blanc quand la limite a été dépassée, trouble dû à la précipitation d'un peu de phosphate de chaux ; enfin nous conseillons de se servir de papier de tournesol lilas, dont on laisse tomber quelques fragments dans le vase où l'on opère. En ne négligeant aucune de ces précautions, on arrive à connaître la quantité exacte de potasse nécessaire à la neutralisation d'un volume connu d'urine.

Pour doser l'acide urique, qui existe dans l'urine, n'importe pour le moment sous quel état, il faut opérer sur une quantité minimum de 200 cent. cub., qu'on mélange avec le 1/4 environ d'acide chlorhydrique. Ce liquide est abandonné pendant trois ou quatre jours dans une éprouvette bien propre, à verre poli, et qu'on peut enduire intérieurement d'une couche imperceptible de paraffine ou de cire blanche. On voit apparaître sur les parois et principalement au fond un dépôt brun-rougeâtre, qui est tout entier formé d'acide urique cristallisé, souillé par un peu de la matière colorante, modifiée elle-même par l'acide chlorhydrique : la solubilité de l'acide hippurique s'oppose à sa précipitation, et nous n'avons d'ailleurs jamais pu vérifier son existence dans le dépôt. Au bout du temps indiqué, la précipitation est complète ; on décante avec soin, et comme les cristaux d'acide urique sont relativement volumineux, ils se dé-

posent rapidement. On les transvase dans une petite
capsule ou sur un verre de montre, et après dessiccation on pèse.

Deux causes d'erreur viennent fausser le chiffre obtenu : la première est due à la solubilité de l'acide
urique qui, quoique faible, est cependant sensible : la
seconde est due à ce qu'il est impossible de laver et de
rasembler le dépôt sans en perdre. La première cause
peut être appréciée assez exactement; la seconde dépend
du plus ou moins de soin et de dextérité apportés à l'o-
pération. Nous avons fait une solution d'urée, de sulfate, de phosphate et chlorure de sodium, dans la proportion moyenne indiquée plus loin pour la composition de
notre urine. Nous l'avons mélangée avec le quart de son
volume d'acide chlorhydrique et nous en avons fait di-
gérer 225 centim. cubes avec 20 centigr. d'acide urique
recueilli dans nos analyses : après quatre jours nous
avons retrouvé 181 milligr. D'un autre côté, ayant lavé
avec la même eau (environ 100 centim. cubes) les dépôts obtenus dans cinq essais successifs et ayant comparé au poids total obtenu celui de l'acide urique qui
s'est déposé des eaux du lavage, nous avons trouvé que
la perte ainsi évaluée approximativement était 1/17ᵉ. En
chiffres ronds, nous évaluons l'erreur totale au dixième
du poids de l'acide urique que l'on pèse. Les chiffres
inscrits dans nos tableaux ont subi cette correction.
Nous aurons dans la deuxième partie de notre thèse, en
analysant les résultats, à discuter cette question si débattue de la cause de l'acidité des urines, et nous aurons
occasion, en indiquant nos expériences, de nous pro-
noncer sur ce sujet.

Dosage de l'acide phosphorique. — Nous avons adopté

pour le dosage de l'acide phosphorique un procédé généralement peu suivi et cependant d'une grande précision ; il est dû à M. Leconte, qui l'a développé dans sa
thèse pour le doctorat en médecine intitulée : « Sur l'emploi de l'azotate d'urane dans la recherche et le dosage
de l'acide phosphorique et des phosphates ; Paris, 1853. »
Les sels d'urane ont été depuis cette époque à plusieurs
reprises et par différents chimistes, signalés comme ré-
actifs des phosphates. Nous croyons que la première
indication revient à l'auteur cité, et on trouvera dans
son travail des expériences de comparaison qui ne per-
mettent pas de douter de la sensibilité du réactif, expériences que nous avons contrôlées presque entièrement,
et que nous ne pouvons reproduire ici.

Lorsqu'on mélange deux dissolutions, l'une d'azotate
d'urane, l'autre d'un phosphate, neutres ou légèrement
acidifiées par l'acide acétique, il apparaît presque instantanément un précipité jaunâtre, floconneux, dense,
se rassemblant dans un temps relativement court, de
manière à être surnagé par une liqueur limpide. Ce précipité est du phosphate d'urane qu'on peut facilement
recueillir, détacher du filtre et peser. Seuls les arséniates
donnent, dans les mêmes conditions, un précipité d'une
insolubilité presque aussi parfaite. Le dosage peut être
effectué en présence des sulfates, chlorures, nitrates,
pourvu que l'acide phosphorique soit à l'état de phosphate de la forme $3 MO, PhO^5$, état sous lequel il est toujours facile de le ramener par une des méthodes décrites
dans tous les traités d'analyse. Les cyanoferrures alcalins sont, après les phosphates, le réactif le plus sensible
des sels d'urane avec lesquels ils forment un cyanoferrure
double d'une coloration brune-rougeâtre, réaction qui a

été utilisée par M. Leconte pour donner les règles d'un procédé volumétrique. Mais, après de nombreux essais, nous n'avons pu admettre les chiffres donnés, et on verra, par les quelques détails qui suivent, que nous n'avons pas conclu à la légère.

Ainsi que M. Leconte l'a fait, nous nous sommes servi, comme base de nos expériences, d'une dissolution de phosphate de soude ordinaire, ayant pour formule : $2NaO, HO, PO^5, 24HO$. Ce sel a été purifié par plusieurs cristallisations successives et obtenu en très-petits cristaux, que l'on dessèche très-facilement, sans les effleurir, en les comprimant entre plusieurs doubles de papier Berzélius. Nous avons déterminé l'eau de cristallisation des échantillons au moment de leur emploi. Pour 2 gr. de phosphate de soude cristallisé, nous avons obtenu les chiffres suivants : 1 gr. 249, 1 gr. 254, 1 gr. 253, le chiffre théorique étant 1 gr. 256. Suivant M. Leconte, 4 gr. 486 de ce sel renferment 1 gr. d'acide phosphorique supposé anhydre, de telle sorte qu'en faisant dissoudre cette quantité dans 1 litre d'eau distillée, chaque centimètre cube correspondrait à 0 gr. 001 d'acide phosphorique anhydre. En prenant les équivalents admis et vérifiés par tant de chimistes : $P=31$, $Na=23$, $O=8$, H, étant égal à 1 et la formule indiquée plus haut, on trouve que 5 gr. 042 de phosphate de soude renferment 0 gr. 001 de PO^5 par centimètre cube de dissolution faite avec de l'eau distillée, de manière à obtenir le volume d'un litre.

M. Leconte a admis comme formule du phosphate d'urane formé dans ces conditions : $3 (U^2O^3), PO^5$. Il dit, en se fondant sur elle et sur celle de l'azotate d'urane parfaitement exacte : $U^2O^3, AzO^5, 6HO$, que 1 centimètre

cube d'une solution faite avec 4 gr. 416 de ce dernier
sel par litre correspond ou doit précipiter 0 gr. 0005
d'acide phosphorique anhydre. En prenant pour équivalent de l'uranium le nombre de 60 donné par M. Pé-
ligot et se basant sur la même formule, on trouve 5 gr.
324. Avant d'aller plus loin, nous dirons que l'azotate
d'urane qu'on trouve en assez grande quantité dans le
commerce, à cause de ses propriétés pyrogéniques et
photogéniques, n'est pas pur et qu'il est de toute nécessité de le purifier soi-même. Pour cela, on le fait dissoudre dans l'éther; la dissolution est filtrée et aban-
donnée dans un endroit obscur à l'évaporation sponta-
née. On n'attend pas la fin de l'opération pour décanter
une eau mère, laiteuse, jaunâtre. On traite de la même
manière le sel qui s'est déposé, et finalement on le fait
cristalliser, après l'avoir dissous dans l'eau distillée. La
dissolution éthérée de ce sel exposé au soleil s'altère
instantanément, altération que rendent sensibles des
colorations successives rapides, aboutissant au brun
noir.

Purifié ainsi, le sel correspond à la formule U^2O^3, AzO^5,
6 HO; il perd son eau entre 130 et 140° et, comme contrôle pour savoir si la limite n'a pas été dépassée, on a
la coloration verte que prend le corps fondu et surtout
sa non complète solubilité lorsqu'on veut le faire redis-
soudre dans l'eau.

Ayant préparé deux solutions, la première que nous
désignerons par a, avec phosphate de soude (5 gr. 042),
la seconde, b, avec azotate d'urane (10 gr. 648), de manière à faire pour chacune le volume d'un litre, ayant,
comme le prescrit M. Leconte, versé dans cette dernière
quelques gouttes de dissolution de potasse et redissous

dans un peu d'acide acétique le précipité d'oxyde d'u-
rane, il faudrait que des volumes égaux se neutralisent
de manière que tout l'acide phosphorique et tout l'oxyde
d'urane soient précipités. Or il n'en est pas ainsi.

En prenant 50 cent. cubes de chaque liqueur et suivant
les quelques précautions indiquées plus loin, il faut, si
le phosphate d'urane, formé dans ces conditions, correspond à la formule $3 (U^2O^3), PO^5$, recueillir théoriquement 0 gr. 354. Comme moyenne de plus de dix pesées,
dont les chiffres extrêmes sont 0 gr. 249 et 0 gr. 255,
nous avons trouvé 0 gr. 252. Le ferrocyanure de potassium indique un excès de sel d'urane. La formule de
M. Leconte ne peut donc être admise. On voit, au contraire, que le chiffre 0 gr. 252, trouvé directement, se
rapporte à la formule $2 (U^2O^3) HOPO^5$ ou $2 (U^2O^3), PO^5$,
après dessiccation et légère calcination. Théoriquement,
en effet, le précipité doit peser 0 gr. 253, et il n'est guère
possible de se trouver en plus parfaite concordance. La
solution d'azotate d'urane, telle que 1 centimètre cube
précipite 0 gr. 001 de PO^5, doit être fait avec 7 gr. 0985
de ce sel pour le volume de 1 litre à 15° centigrades.

Nous avons vérifié que les deux liqueurs se neutralisent d'une manière presque absolue à volumes égaux,
et que le poids du précipité est d'accord avec notre formule. La solution titrée d'azotate d'urane se conserve
parfaitement à la lumière; après plus d'une année, la
même liqueur nous a présenté le même titre.

Cela posé, voici la manière de procéder : l'acide phosphorique contenu dans un poids donné d'une substance,
est amené en solution neutre à l'état de phosphate alcalin,
dans un volume connu, opération qui s'effectue par un des
deux procédés principaux, savoir : par calcination ave

un excès de carbonate de soude, ou par ébullition avec
un acide minéral, tel que l'acide nitrique concentré,
quand la substance y est soluble. Nous supposons qu'il
n'y a pas mélange d'arséniate. Au moyen d'une pipette
graduée, on mesure exactement 10 ou 20 c. cubes de la
liqueur titrée d'azotate d'urane, et on les met dans un
vase à précipité. A l'aide d'une burette graduée, on
verse la dissolution renfermant l'acide phosphorique
qu'il s'agit de doser. On a d'avance fait dissoudre dans
eau 100 gr. 5 gr. de ferrocyanure de potassium. On
en imprègne des bandelettes de papier à filtrer, qu'on
fait sécher. Ce papier jaune mis en contact avec la liqueur d'azotate d'urane, prend une teinte brune-rouge
ou simplement rose, si la quantité de sel est très-faible.
En présence du phosphate d'urane seul il n'y a pas
changement de coloration, même après plusieurs heures. En laissant tomber dans le vase où l'on fait l'essai,
des fragments de 1 ou 2 millim. carrés, on en suit parfaitement la marche. On continue à verser avec soin la
solution de phosphate, et il arrive un moment où le
papier n'accuse plus de teinte. On est certain que la
réaction est terminée, et on opère la lecture. Un premier
essai indique la richesse approximative en acide phosphorique. On en répète deux ou trois autres, et on arrive
ainsi à un dosage exact. Il ne faut pas oublier la pré-
caution indispensable, de n'opérer que sur des liqueurs
neutres, ou très-peu acidifiées par l'acide acétique. Tout
en nous dispensant de rapporter toutes nos expériences,
nous avons cru devoir entrer dans quelques détails;
car ce procédé très-sensible est susceptible d'une grande
généralité.

L'acide sulfurique, le chlore, la chaux, la magnésie,

la potasse, ont été dosés à l'état de baryte, de chlorure d'argent, d'oxalate de chaux pesé à l'état de carbonate, de phosphate ammonico-magnésien, de chloro-platinate, en nous conformant à la marche et aux prescriptions développées dans tous les ouvrages.

MESURE DE LA TEMPÉRATURE DE L'URINE AU MOMENT DE L'ÉMISSION.

Il nous a paru utile à notre sujet, et intéressant à la fois, d'apprécier la température de l'urine au moment de l'émission, et d'en suivre les variations. Pour le faire utilement, nous avons cru qu'il ne suffisait pas, après s'être muni d'un thermomètre bien vérifié, donnant le 10e de degré, à échelle comprise entre 35 et 45° environ, de plonger son réservoir dans l'urine émise, après avoir chauffé vers 35° le vase dans lequel elle est recueillie. Dans ces conditions, on commet très-facilement une erreur qui peut aller jusqu'à 2 degrés, et le nombre trouvé est toujours trop faible. L'urine se refroidit d'abord, et surtout les premières portions, par son passage à travers le canal uréthral, qui, dans la plus grande partie de sa longueur, est à une température de 2 degrés environ au-dessous de la moyenne. Son arrivée dans l'air sous forme de jet, son contact avec des corps plus froids, l'évaporation, sont autant de causes d'erreur.

Nous avons imaginé, pour les éliminer autant que possible, une disposition commode et facile à réaliser soi-même. Le thermomètre est fixé, au moyen d'un bouchon en liége qui laisse à découvert le réservoir, au

centre d'un entonnoir d'une capacité de 50 cent. cubes
environ, en verre aussi mince que possible. On fait à la
surface de ce bouchon quelques cannelures qui per-
mettront à l'urine de s'écouler autour du réservoir du
thermomètre engagé dans la douille sans en obstruer
l'orifice. De la même manière, on fixe le petit entonnoir au centre d'un second d'une capacité d'environ
500 cent. cubes, qu'on engage dans l'orifice du flacon
où sera recueillie l'urine. Les orifices représentés
par la cannelure sont disposés de façon que l'arrivée
de l'urine dans l'entonnoir central soit plus rapide
que son écoulement; dès lors elle se déverse et vient
former autour un espèce de bain-marie. Ainsi renou-
vellement du liquide autour du thermomètre au fur et à
mesure de son émission, et échauffement des parties
environnantes. Il est facile d'effectuer la lecture dans le
court intervalle de temps compris entre la fin de la
miction et l'écoulement non encore achevé de l'urine
renfermée dans l'appareil. Nous croyons cette disposition commode, surtout pour celui qui fait des expériences sur lui-même; elle permet d'obtenir des résultats plus exacts que les dispositions anciennes.

La hauteur du baromètre était observée le matin vers
neuf heures, et très-souvent le soir. La température de
la pièce où nous séjournions principalement a été notée.
Soir et matin, comme après un exercice énergique ou
un repos aussi absolu que possible, nous notions le
nombre de pulsations, d'inspirations, la température de
la bouche sous la langue et celle du pli de l'aine. Toutes
ces données sont relatées dans les tableaux.

Marche de l'analyse. — Après avoir fait connaître les

procédés d'analyse suivis et nous être étendu sur ceux que nous avons modifiés, nous allons indiquer la marche suivie pour l'expérimentation, en ayant soin de n'omettre aucun détail essentiel.

Durant vingt et un jours, l'urine a été recueillie intégralement; nous avons noté l'heure de chaque émission et la température. Dès qu'elle était refroidie, jusque vers 15° centigrades, son volume était mesuré ; nous en prenions la densité au moyen d'un densimètre que nous avions fait construire, et dont les indications avaient été contrôlées par la méthode directe du flacon. Nous avons déjà dit pourquoi l'urine du matin était mélangée à celle de la veille, de sorte que dans nos expériences la journée commence vers huit heures pour se terminer le lendemain à la même heure. Après avoir obtenu la totalité des urines des vingt-quatre heures, nous mesurions de nouveau pour vérifier l'exactitude des mesures partielles; nous prenions la densité du mélange.

Durant les deux premières heures nous procédions de la manière suivante à l'analyse : l'acidité était déterminée comme nous l'avons déjà exposé; nous opérions le plus souvent sur 50 c. cub., et nous faisions toujours deux essais. Disons en passant que nous n'avons pas pu vérifier toujours d'une manière bien nette cette première fermentation acide de l'urine généralement admise. Il nous est arrivé de faire, à cinq reprises, d'heure en heure, des déterminations d'acidité; durant les cinq premières heures, à part une seule fois où il y avait augmentation évidente, le résultat a été négatif; le chiffre de potasse restait invariable, puis il y avait diminution rapide. Une solution d'acide urique dans l'eau distillée s'altère dès le troisième jour; elle acquiert une odeur qui se rap-

proche beaucoup de l'odeur urineuse proprement dite
la solubilité de ce corps étant très-faible, il ne nous a
pas été possible de bien caractériser encore certains des
produits de dédoublement. Dans l'urine, cette altération
doit être plus rapide.

Nous passions ensuite à la détermination de l'urée
en suivant les règles indiquées; trois quarts d'heure environ étaient suffisants pour répéter trois ou quatre fois
l'essai ; le chiffre obtenu était ainsi aussi approché que
possible.

Dans une éprouvette à pied étaient mesurés 200 cent.
cubes d'urine qu'on mélangeait avec 25 cent. cubes
d'acide chlorhydrique : le quatrième jour l'acide urique
déposé sur les parois et principalement au fond, était
décanté, lavé et pesé. Nous répétons que ce dosage est
une affaire de soin, que l'acide urique se rassemble et
se lave très-facilement par décantation, que 2 centi-
grammes occupent un volume relativement considérable, et en apportant aux pesées les précautions voulues, on doit considérer ces chiffres, après la correction
indiquée, comme très-voisins du chiffre vrai. La balance employée était sensible au milligramme, et le
système des doubles pesées toujours suivi.

500 cent. cubes d'urine étaient mis à évaporer dans
une capsule de porcelaine ; l'évaporation était effectuée
dans un espace limité, mais où l'air pouvait circuler, au
moyen d'une petite lampe à alcool ; l'habitude nous ap-
prenait à en régler la flamme, de manière à éviter
l'ébullition. Le liquide réduit en consistance sirupeuse
était décanté dans une capsule de dimension moindre,
où l'évaporation s'achevait. On doit obtenir, si l'on opère
bien, un résidu d'un brun jaunâtre particulier, bour-

soufflé, facile à dessécher ; cette dessiccation était faite sans jamais dépasser 100° ; on n'a pas ainsi à craindre d'altération. Deux ou trois pesées étaient effectuées et donnaient le poids total des matières solides de l'urine. Nous faisions toujours à part, une évaporation portant sur 50 cent. cubes et servant de contrôle. Si un commencement de carbonisation avait été produit, l'expérience était recommencée ; le résidu était utilisé pour l'analyse des sels.

Ces diverses opérations étaient effectuées jour par jour ; on comprend en effet que l'on ne peut les renvoyer de plus de quarante-huit heures, sous peine de s'exposer à des erreurs considérables, à cause de la prompte décomposition des diverses autres substances.

Nous n'avons même pas songé à entreprendre le dosage de la créatine, de la créatinine, de l'acide hippurique et de quelques autres composés, dont on a signalé la présence à l'état normal. Ces substances sont en quantité relativement trop faible, et les procédés de dosage trop peu sensibles.

Des expériences antérieures nous avaient appris que l'ammoniaque n'existe pas dans nos urines, même plusieurs heures après l'émission. Nous ne voudrions pas généraliser et conclure que l'ammoniaque n'est pas à l'état normal un principe constituant de l'urine. Nous penchons toutefois très-fort vers cette dernière opinion qui est celle de la presque totalité des chimistes allemands et de Lehmann entre autres. Les essais faits sur les urines de quatre ou cinq personnes nous ont donné des résultats négatifs. Nous nous servions pour cette recherche du procédé qui consiste à chauffer, dans un ballon de 1 demi-litre environ, de l'urine additionnée de

10 grammes de magnésie calcinée. Comme l'a surtout montré M. Pasteur, cette substance n'a pas d'action sur les matières azotées très-altérables. On adapte au ballon un tube de Liebig renfermant de l'acide chlorhydrique faible; le bichlorure de platine n'a jamais donné le moindre précépité. Ce fait a, selon nous, une importance considérable, malgré la facilité avec laquelle certains sels ammoniacaux sont éliminés par les urines, après leur ingestion en faible quantité. La présence de l'ammoniaque bien constatée, en quantité bien sensible, serait pour le médecin un symptôme qui aurait sa gravité dans le cas de non-altération dans la vessie.

Le dosage des sels n'a été commencé que vers la fin de février ; nous n'avions pas à craindre en effet de déperdition pour les substances minérales fixes, et dans l'état actuel des connaissances chimiques il est d'une impossibilité absolue d'isoler des urines les différents sels à l'état sous lequel ils y sont réellement renfermés. Nous ne pensons pas davantage, qu'après avoir dosé les acides et les bases, on fasse un travail vraiment scientifique en essayant de grouper ces corps et de les associer. Lorsqu'on a affaire à un mélange de plusieurs sels en dissolution, les données relatives à la répartition de leurs éléments, sont trop peu certaines pour permettre de l'effectuer de la même manière. Cette observation est surtout vraie pour un liquide aussi complexe que l'urine, et on ne sera pas étonné que nos tableaux ne portent pas inscrits les chiffres provenant de ces calculs. Quand je précipite et que je pèse l'acide phosphorique à l'état de phosphate d'urane, l'acide sulfurique à l'état de sulfate de baryte, etc., je suis certain de l'exactitude des chiffres déduits de mes pesées. Mais, lorsque j'écris, en partant de là, qu'il y a tant de phosphate de soude, tant de phosphate de chaux, tant de sulfate de potasse, tant de chlorure de sodium, j'avoue qu'il est impossible d'en connaître les proportions relatives, tout en étant certain de leur existence simultanée. On trouve dans presque tous les traités qui traitent des urines, un moyen d'évaluer séparément les phosphates alcalins et les phosphates alcalino-terreux en précipitant par l'ammoniaque : il suffit de signaler le procédé, pour montrer combien il est défectueux; et étant donné un mélange de phosphates, sulfates, chlorures, etc., de soude, potasse, chaux, magnésie, je ne connais pas de moyen de séparer ces sels tels qu'ils existent réellement. J'ai présenté ces considérations, parce qu'on fait bien souvent aux chimistes le reproche de ne pouvoir isoler en totalité les substances telles qu'elles existent dans les divers liquides de l'organisme. C'est vouloir exiger d'eux plus qu'ils ne peuvent tenir.

L'examen microscopique des urines, des dépôts spontanés ou provoqués, conduit, dit-on, qualitativement à ce résultat. Nous répondrons que les résultats qualitatifs, malgré leurs indications fort précieuses parfois, n'auront jamais l'importance des résultats quantitatifs, et puis on se fait souvent illusion. Il n'en faut pas accuser cet instrument admirable que nous devrions toujours consulter, mais ceux qui tirent des déductions erronées ou ne s'aperçoivent pas des changements qu'ils provoquent dans le cours de leur expérience.

Ces observations me dispenseront d'entrer dans les détails concernant les changements que la carbonisation fait éprouver aux matériaux de l'urine.

Les produits d'évaporation bien desséchés ont été carbonisés à la flamme simple de la lampe à alcool et l'action de la chaleur continuée jusqu'à ce qu'on ait obtenu un charbon poreux ne donnant plus lieu à un dégagement de vapeurs. Des expériences antérieures, confirmées d'ailleurs par les observations de tous ceux qui ont bien suivi la marche des phénomènes, nous ont appris que l'incinération complète, outre qu'elle est fort longue, donne lieu à une déperdition très-notable de phosphore et de soufre principalement.

Le résidu charbonneux, après avoir été pesé, était traité à plusieurs reprises et à l'ébullition par l'eau acidulée par l'acide nitrique. Après l'avoir épuisé, il était séché et pesé de nouveau : la différence de poids représente celui des substances minérales fixes contenues dans un volume connu d'urine et actuellement en dissolution. En incinérant une portion du charbon ainsi lavé, on peut s'assurer qu'il ne laisse que des quantités presque impondérables de cendres, constituées par un peu de silice.

On n'a plus dès lors qu'une analyse ordinaire à effectuer. Un volume déterminé de la dissolution était neutralisé pour le dosage de l'acide phosphorique au moyen de la liqueur d'azotate d'urane. Les autres substances étaient séparées et dosées à l'état de sulfate de baryte, d'oxalate de chaux, de chlorure d'argent, de phosphate ammoniaco-magnésien, de chloro-platinate de potasse, donnant l'acide sulfurique, la chaux, le chlore, la magnésie et la potasse.

Connaissant d'une part les substances solides de l'urine des vingt-quatre heures, d'un autre côté les matières minérales en totalité, la différence exprime le poids des substances organiques; si on retranche de cette dernière quantité le poids de l'urée et de l'acide urique dosés directement, la différence exprimera celui des matières organiques non dosées, telles que l'acide hippurique, la créatine, la créatinine, etc. En retranchant du poids total des substances minérales la somme de celles qui ont été déterminées directement la différence exprimera celui des matières non dosées, telles que la soude, le fer, etc.

Ces dosages étaient effectués successivement et par séries, par conséquent dans les mêmes conditions : la même marche a été suivie pour les matières fécales, le pain servant d'aliment, l'eau de boisson. Commencés à la fin du mois de février, ils ont été terminés dans les premiers jours d'avril.

Du 1er février au 9 et du 23 au 25, c'est-à-dire pendant douze jours, l'alimentation était mixte, mais principalement animale. Les repas, au nombre de trois, le premier peu important à huit heures du matin, les deux autres à onze et six heures. Nous n'avons noté ni la quantité des substances prises à l'intérieur, ni l'occupation journalière : nous savions déjà qu'il n'est pas possible de rien conclure sans une alimentation uniforme, et si nous avons minutieusement et jour par jour déterminé la composition des urines pendant ces douze jours, c'est parce que nous voulions connaître l'influence du régime et établir des comparaisons utiles.

Du 14 février au 22, c'est-à-dire durant neuf jours, nous nous sommes soumis à une alimentation régulière. Nous faisions aux heures suivantes quatre repas par jour, mesurant l'eau et le pain.

Premier repas à huit heures et demie avec....	Pain, 125 gr.
	Eau, 250
Deuxième repas à onze heures et demie, avec..	Pain, 250
	Eau, 500
Troisième repas à trois heures et demie, avec..	Pain, 125
	Eau, 250
Quatrième repas à six heures et demie, avec...	Pain, 250
	Eau, 500

Nous avons par vingt-quatre heures un total de 750 grammes de pain et de 1,500 cent. cubes d'eau. Avec ce régime, l'organisme ne peut être en souffrance. Aucun symptôme particulier ne s'est manifesté chez nous pendant que nous l'avons suivi. Notre poids n'a pas subi de variation, et il s'est maintenu à 53 kilog. Malheureusement l'habitude où nous sommes d'absorber des substances d'une sapidité très-différente fait que nous avions besoin parfois de tout notre courage pour arriver au bout de la ration. Nous aurions pu adopter un régime uniforme moins sévère ; mais nous avons cru qu'il était préférable de nous mettre dans des conditions telles qu'il serait facile à tous ceux qui en auraient le désir sincère, de contrôler nos résultats.

Voici quel a été l'emploi des neuf journées ; plus loin sur les tableaux nous donnons toutes les indications ; mais nous devons ici quelques détails sur ces mots : repos, travail musculaire, travail cérébral : en les lisant on ne perdra pas de vue les courtes explications données au début de notre thèse. La durée du sommeil a été à très-peu près uniforme et de sept heures effectives, le coucher ayant lieu vers onze heures, le lever vers sept.

Les premières heures de chaque journée étaient consacrées aux dosages qui ne pouvaient subir de retard.

14 février. De midi à trois heures et de quatre à cinq, exercice musculaire en plein air, consistant à bêcher la terre dans notre jardin ; le soir, de huit à dix, marche.

Le 15. De midi à deux heures, même exercice que la veille ; le soir, de cinq à six et de huit à dix, marche. Journée de travail musculaire moins énergique que la veille.

Le 16. De midi à trois heures et de quatre à cinq, travail de tête consistant en étude sur la géométrie analytique ; de huit à dix heures et demie, lecture attentive de physiologie.

Journée de travail cérébral.

Le 17. De dix heures du matin jusqu'au lendemain sept heures, repos au lit et dans l'obscurité presque complète. Les mouvements indispensables étaient seuls accomplis. Durant ce temps, nous avons été dans un repos relatif d'esprit assez complet à part la dernière partie de la nuit qui a été un peu agitée, agitation qui a eu certainement une légère influence sur le résultat. — Journée de repos.

Le 18. Très-peu de marche : pas de travail de tête spécial ; la journée s'est écoulée fort paisiblement ; le soir, conversation ; sommeil tranquille ; journée de repos.

Le 19. De midi à trois heures, travail de tête consistant en calcul algébrique ; de quatre à cinq, rédaction de l'introduction de cette thèse : de huit à onze, audition au théâtre lyrique d'une pièce de musique ; vers neuf heures et demie, miction abondante dont nous n'avons pas pu noter la température, et qui a été effectuée dans un flacon ; — sommeil tranquille.

Le 20. De midi à deux heures, marche en plein air : de deux à trois et de quatre à cinq, ascension et descente alternative et régulière de 4,500 marches d'escalier représentant une hauteur de 600 mètres. Nous notons plus loin sur le tableau l'augmentation du nombre des pulsations d'inspiration et celle de la température du corps. Le soir, deux heures de marche; — sommeil tranquille.

Journée de travail musculaire.

Le 21. Légère courbature dans les membres inférieurs; peu de marche, peu d'occupation d'esprit;—journée de repos.

Le 22. De midi à trois heures, étude sur la chimie philosophique de M. Wurtz; de quatre à cinq, rédaction d'une partie de cette thèse, relative à l'analyse: le soir exaltation factice de l'imagination; — sommeil tranquille.

Par ces indications sommaires nous n'avons qu'un seul but; celui de faire connaître d'une façon relative l'état de repos, d'activité musculaire, ou d'activité cérébrale, qui a dominé dans les vingt-quatre heures. Il est hors de doute, que dans la veille, et très-souvent dans le sommeil, la pensée n'est jamais en repos absolu; mais la différence de travail qu'elle produit lorsqu'elle est surexcitée, et lorsqu'elle est dans ce repos relatif, est de même ordre que celle qui existe, incontestablement, entre le travail que produit un homme qui fait paisiblement, dans sa journée, quelques heures de marche, et celui qu'effectue le terrassier qui péniblement déploie ses forces.

Nous pensons que les détails dans lesquels nous sommes entré, en évitant autant que possible les longueurs, suffiront pour faire comprendre les tableaux qui suivent, et dans lesquels sont consignés les résultats d'observation et d'analyse.

Dans le seul but de ne pas trop détourner l'attention de l'objet principal de cette thèse, nous n'avons pas produit pour les douze jours de régime mixte·le tableau relatif au nombre des mictions, à la quantité, à la température, à la densité correspondante. Ces indications sont d'ailleurs de même ordre que celles qui sont consignées dans le tableau n° 1. Quant à la variation de la température au moment de l'émission, la loi est la même que celle qui sera établie sur les neuf jours.

Nous avons, comme on le fait habituellement avec raison, rapporté au kilogramme les poids des diverses substances dosées.

SECONDE PARTIE

Tableau n° 1, *portant indication, jour par jour, des diverses données relatives à la température, la pression barométrique, les heures d'émission, la quantité de matières fécales.*

JOURS DU MOIS, ETC.	HEURES d'émission	TEMPÉRATURE au moment de l'émission.	MOYENNE de la Température.	QUANTITÉS d'urine.	TOTAL des 24 heures.	DENSITÉ.	POIDS des matières fécales.
14 février........	3 h. s.	38°		15' c.c.		1.025	
Pression : 0.7598..	8 h. s.	37°8	37.7	150	670 c. c.	1.025	0 gr.
Pulsa- (soir. 61 tions.. (matin. 54	7 h. m.	37°4		150		1.01	
Jour de trav. musc.				365			
15 février........	1 h. 1/2 s.	37°8		2 0c c.		1.011	
Pression : 0.7660.	8 h. s.	37°8	37.7	310	960 c. c.	1.011	150 gr.
Pulsa- (soir. 60 tions. (matin. 53	8 h. m.	37°5		410		1.009	
Jour de trav. musc.							
16 février........	12 1/2 s.	37°8		260 c.c.		1.008	
Pression : 0.7744..	3 1/2 s.	27°5	37.77	1 40		1.0 9	200 gr.
Pulsa- (soir. 62 tions.. (matin. 50	5 1/2 s.	38°		310	1370 c. c.	1.008	
Jour de travail.....	10 1/0 s.	38°		200		10.013	
cérébral...	7 h. m.	37°5		460		1.008	
17 février........	2 1/2 s.	38°		355 c.c.		1.009	
Pression : 0.7692..	5 h. s.	38°	37.8	325	1065 c. c.	1.009	0 gr.
Pulsa- (soir. 61 tions. (matin. 52	1 h. m.	37°6		325		1.012	
Jour de repos......	9 h. m.	37°6		160		1.017	
18 février........	12 1/2 s.	37°8		340 c.c.		1.006	
Pression : 0.7623..	2 1/2 s.	38°2	37.9	260	1 25 c. c.	1.006	130 gr.
Pulsa- (soir. 58 tions.. (matin. 49	5 h. s	38.1		315		1.011	
Jour de repos.....	11 h. s.	38°		610		1.011	
—	8 h. m.	37°5		3 0		1.010	
19 février........	1 1/2 s.	37°8		2 0 c.c.		1.009	
Pression : 0.7518..	5 h. s.	38°		225		1.003	
Pulsa- (soir. 61 tions.. (matin. 52	7 h. s.	37°5	37.7	150	1410 c. c.	1.001	120 gr.
Jour de travail.....	9 1/2 s.	inconnue		570		1.004	
cérébral......	8 h. s.	37°5		215		1.009	
20 février........	1 1/2 s.	37°8		205 c.c.		1.010	
Pression : 0.7653..	4 1/2 s.	38°2	37.8	100		1.012	125 gr.
Pulsa- (soir.. 60 tions. (matin. 5.	11 h. s.	38°		170	625 c. c.	1.021	
Jour de trav. musc. (1).	8 h. m.	37°2		150		1.023	
21 février........	3 1/2 s.	37°9		150 c.c.		1.018	
Pression : 0.7622..	7 h. s.	37°6	37.77	110	980 c. c.	1.009	
Pulsa- (soir. 60 tions. (matin. 53	10 h. s.	38°2		130		1.006	0 gr.
Jour de repos.....	8 h. m.	37°4		190		1.021	
22 février........	1 h. s.	37°9		520 c.c.		1.007	
Pression : 0.7595..	3 h. s.	38°		150		1.007	
Pulsa- (soir. 60 tions. (matin. 54	5 1/2 s.	38°	37.86	115	1180 c. c.	1.013	110 gr.
Jour de travail cé-	9 h. s.	38°		145		1.017	
rébral..........	8 h. m.	37°4		250		1.017	

(1) Après chaque heure d'ascension, le nombre des pulsations s'était élevé de 66 à 72, le nombre d'inspirations de 19 à 24.

NOTA. La température, prise sous la langue, a toujours été trouvée égale, à 37°7, en 37°9.

Tableau n° 2, *indiquant pour les 12 jours de régime mixte et par vingt-quatre heures les quantités d'urine, la densité, l'acidité, l'urée, l'acide urique, etc.*

JOURS.	QUANTITÉ d'urine en centimètres cubes.	DENSITÉ.	ACIDITÉ en potasse anhydre.	URÉE.	ACIDE URIQUE.	SUBSTANCES SOLIDES.	SELS MINÉRAUX anhydres.	TOTAL des substances dosées.	DIFFÉRENCES représentant les substances organiques non dosées.
Février.	c. c.		gr.	gr.	gr.	gr.	gr.	gr.	gr.
1	1380	1017	0.790	33.33	0.455	52.995	12.585	46.370	6.615
2	1350	1018	0.310	35.64	0.193	56.310	12.893	48.726	7.584
3	1665	1017	0.620	37.46	0.421	57.970	13.468	51.349	6.621
4	1435	1019	0.810	38.75	0.670	59.350	13.581	53.001	6.349
5	1730	1016	0.390	33.74	0.275	53.810	12.803	46.818	6.992
6	1435	1018	0.500	33.36	0.465	53.965	12.806	46.631	7.334
7	1510	1017	0.310	32.84	0.222	51.970	12.410	45.472	6.498
8	1145	1022	0.510	41.22	0.516	60.012	13.279	55.015	4.99
9	1135	1020	0.520	35.75	0.499	56.123	14.338	50.647	5.476
23	1310	1015	0.430	27.51	0.400	47.757	11.796	39.706	8.451
24	1355	1015	0.270	29.47	0.150	54.661	13.7505	42.7505	11.9105
25	1730	1013	0.350	34.60	0.200	54.962	13.092	47.892	7.070

Tableau n° 3, *indiquant pour les 12 jours de régime mixte et par vingt-quatre heures les quantités des substances minérales.*

JOURS.	ACIDE phosphorique anhydre.	ACIDE sulfurique anhydre.	CHLORE.	CHAUX.	MAGNÉSIE.	POTASSE.	TOTAL des substances dosées.	TOTAL des sels anhydres.	DIFFÉRENCE représentant la soude, fer, etc.
Févr.	gr.	gr.	gr.	gr.	gr.	gr.	gr.	gr.	gr.
1	1.9645	0.9643	4.5672	0.2543	0.1567	0.3462	8.2532	12.5850	4.8318
2	2.0345	0.9873	4.3456	0.3062	0.1325	0.3567	8.1628	12.8930	4.7302
3	2.1657	1.0347	4.9031	0.2987	0.1452	0.3897	8.9371	13.1600	4.5309
4	2.0317	0.9894	4.9360	0.2134	0.1831	0.3212	8.6778	13.5810	4.9032
5	1.8974	0.8975	4.8743	0.2231	1.1872	0.4031	8.4826	12.8030	4.3204
6	1.8635	0.9071	4.5431	0.2145	0.1734	0.4032	8.1048	12.8060	4.7012
7	1.8120	1.3527	4.0770	0.2116	0.1525	0.3350	8.0108	12.4100	4.4012
8	2.2034	1.0347	4.2123	0.2987	0.1674	0.3762	8.2927	13.2790	4.9863
9	2.2700	1.0101	4.8024	0.2717	0.1631	0.3650	8.9123	14.3980	5.4857
23	1.4779	1.0312	4.5587	0.2075	0.1327	0.3521	7.7601	11.7960	4.0359
24	1.7619	1.4715	5.4742	0.2168	0.1437	0.3640	9.4317	13.1305	3.6988
25	2.1634	0.9378	4.1372	0.3057	0.1291	0.3877	8.0609	13.0920	5.0311

Tableau n° 4 *indiquant rapportées au kilogramme les substances inscrites au Tableau n° 2.*

JOURS.	QUANTITÉ d'urine.	URÉE.	ACIDE urique.	SUBSTANCES solides.	SELS minéraux.	SUBSTANCES organiques non dosées.
Février.	gr.	gr.	gr.	gr.	gr.	gr.
1	26	0.6288	0.0086	0.9997	0.2375	0.1248
2	23	0.6724	0.0036	1.0625	0.2433	0.1431
3	31	0.7068	0.0079	1.0938	0.2541	0.1249
4	27	0.7311	0.0126	1.1198	0.2562	0.1198
5	33	0.6306	0.0052	1.0153	0.2416	0.1319
6	27	0.6294	0.0088	1.0182	0.2416	0.1384
7	28	0.6196	0.0042	0.0806	0.2342	0.1226
8	22	0.7777	0.0097	1.1323	0.2305	0.0943
9	21	0.6745	0.0094	1.0580	0.2717	0.1033
23	25	0.5191	0.0075	0.9011	0.2225	0.1594
24	26	0.5560	0.0028	1.0313	0.2477	0.2247
25	23	0.6528	0.0038	1.0370	0.2470	0.1334

Tableau n° 5, *indiquant rapportées au kilogramme les substances inscrites au Tableau n° 3.*

JOURS.	ACIDE phosphorique.	ACIDE sulfurique.	CHLORE.	CHAUX.	MAGNÉSIE.	POTASSE.	SOUDE, fer, etc.
Février.	gr.	gr.	gr.	gr.	gr.	gr.	gr.
1	0.0371	0.0182	0.0862	0.0048	0.0030	0.0065	0.0911
2	0.0384	0.0186	0.0820	0.0036	0.0025	8.0067	0.0892
3	0.0409	0.0185	0.0925	0.0056	0.0027	0.0074	0.0855
4	0.0384	0.0187	0.9031	0.0040	0.0035	0.0061	0.0925
5	0.0358	0.0169	0.0920	0.0042	0.0035	0.0076	0.0815
6	0.0352	0.0171	0.0837	0.0040	0.0033	0.0076	0.0887
7	0.0342	0.0255	0.0759	0.0046	0.0029	0.0071	0.0830
8	8.0416	0.0195	0.0795	0.0056	0.0032	0.0071	0.0941
9	0.0328	0.0196	0 0906	0.0051	0.0031	0.0069	0.1035
23	0.0279	0.0195	0 0860	0.0039	0.0025	0.0066	0.0761
24	0.0332	0.0278	0.1033	0.0041	0.0027	0.0069	0.0698
25	0.0408	0.0177	0.0781	0.0058	0.0024	0.007	0.0919

Tableau n° 6, *indiquant pour les 9 jours de régime uniforme et par vingt quatre heures les quantités d'urine, la densité, etc.*

NOTA. — La lettre *r* veut dire repos ; *m*, travail musculaire ; *c*, travail cérébral.

JOURS.	QUANTITÉ D'URINES.	DENSITÉ.	ACIDITÉ en potasse anhydre.	URÉE.	ACIDE URIQUE.	SUBSTANCES SOLIDES.	SELS minéraux anhydres.	TOTAL des substances dosées.	DIFFÉRENCES représentant les substances organiques non dosées.
Février.			gr.	gr.	gr.	gr.	gr.	gr.	gr.
14 *m.*	670	1018	0.250	24.12	0.180	31.865	6.070	30.370	1.495
15 *m.*	960	1012	0.200	21.60	0.205	26.663	7.583	26.388	0.275
16 *c.*	1370	1009	0.100	22.60	0.105	29.113	5.770	28.475	0.638
17 *r.*	1065	1011	0.100	19.97	0.111	30.033	6.046	26.127	3.906
18 *r.*	1425	1008	0.050	19.37	0.047	27.731	5.187	24.604	3.127
19 *c.*	1410	1009	0.100	24.25	0.116	30.033	4.625	28.990	1.043
20 *m.*	625	1017	0.750	22.97	0.282	31.563	4.049	27.301	4.262
21 *r.*	980	1012	0.200	22.05	0.237	29.518	5.086	27.373	2.145
22 *c.*	1180	1012	0.150	21.78	0.187	38.716	6.997	31.964	6.752

Tableau n° 7, *indiquant pour les 9 jours de régime uniforme et par vingt-quatre heures les quantités des substances minérales.*

JOURS.	ACIDE PHOSPHOTIQUE anhydre.	ACIDE SULFURIQUE anhydre.	CHLORE.	CHAUX.	MAGNÉSIE.	POTASSE.	TOTAL des substances dosées.	TOTAL des sels anhydres.	DIFFÉRENCES représentant la soude, fer, etc.
Février.	gr.	gr.	gr.	gr.	gr.	gr.	gr.	gr.	gr.
14 *m.*	1.7688	0.4879	1.2864	0.1149	0.1245	0.2947	4.0772	6.070	1.9928
15 *m.*	1.3924	0.3525	0.5376	0.1367	0.1097	0.2731	2.8070	4.583	1.7810
16 *c.*	2.3275	0.9767	0.4932	0.1413	0.1121	0.2421	4.2929	5.770	1.4771
17 *r.*	1.8105	0.5417	1.1076	0.1384	0.1075	0.2365	3.9422	6.046	2.1038
18 *r.*	1.1400	0.2937	1.1286	0.1135	0.1089	0.2477	3.0324	5.187	2.1546
19 *c.*	1.6131	0.9361	0.3384	0.1128	0.1125	0.2871	3.4000	4.625	1.2250
20 *m.*	1.2625	0.3231	0.8137	0.1237	0.1177	0.3150	2.9557	4.049	1.0933
21 *r.*	1.5737	0.5585	1.4357	0.1474	0.1135	0.2751	4.0839	5.086	1.0021
22 *c.*	1.9924	0.9143	0.4190	0.1187	0.1213	0.2731	3.8388	6.997	3.1582

Tableau n° 8, *indiquant rapportées au kilogramme les substances inscrites au tableau n° 6.*

JOURS.	QUANTITÉ d'urine.	URÉE.	ACIDE urique.	SUBSTANCES solides.	SELS minéraux	SUBSTANCES organiques non dosées.
Février.	gr.	gr.	gr.	gr.	gr.	gr.
14 m.	13	0.4551	0.0034	0.6012	0.1145	0.0282
15 m.	18	0.4075	0.0039	0.5031	0.0865	0.0050
16 c.	26	0.4264	0.0020	0.5493	0.1090	0.0120
17 r.	20	0.3768	0.0021	0.5667	0.1141	0.0737
18 r.	27	0.3655	0.0009	0.5232	0.0999	0.0590
19 c.	27	0.4575	0.0022	0.5667	0.0873	0.0197
20 m.	12	0.4334	0.0053	0.5955	0.0764	0.0804
21 r.	18	0.4160	0.0035	0.5569	0.0960	0.0405
22 c.	22	0.4675	0.0035	0.7305	0.1305	0.1274

Tableau n° 9, *indiquant rapportées au kilogramme les substances inscrites au tableau n° 7.*

JOURS.	ACIDE phosphorique.	ACIDE sulfurique	CHLORE.	CHAUX.	MAGNÉSIE	POTASSE.	SOUDE, fer, etc.
Février.	gr.	gr.	gr.	gr.	gr.	gr.	gr.
14 m.	0.0334	0.0092	0.0243	0.0022	0.0023	0.0056	0.0338
15 m.	0.0263	0.0067	0.0101	0.0026	0.0021	0.0052	0.0336
16 c.	0.0439	0.0184	0.0093	0.0027	0.0021	0.0046	0.0278
17 r.	0.0342	0.0102	0.0209	0.0026	0.0020	0.0045	0.0397
18 r.	0.0215	0.0055	0.0213	0.0021	0.0021	0.0047	0.0406
19 c.	0.0304	0.0177	0.0064	0.0027	0.0021	0.0054	0.0231
20 m.	0.0238	0.0061	0.0154	0.0023	0.0022	0.0059	0.0206
21 r.	0.0297	0.0105	0.0271	0.0024	0.0021	0.0052	0.0189
22 c.	0.0376	0.0173	0.0080	0.0022	0.0023	0.0052	0.0506

Tableau nᵒ 10, *indiquant la composition du pain, de l'eau de boisson, des matières fécales, les quantités totales des substances prises par le tube digestif, et celles rejetées par les urines et les fèces, les différences entre les deux, pour les 9 jours, par vingt-quatre heures.*

	QUANTITÉ TOTALE.	SUBSTANCES ORGANIQUES.	SELS ANHYDRES	EAU
	gr.	gr.	gr.	gr.
Eau de boisson..............	1500	0	0.3375	1500
Pain.......................	750	577.4230	7.5770	165
Total des substances ingérées.	2250	557.4230	7.9145	1665
Fèces (moyennes)............	92.7777	56.8756	1.4577	34.4414
Urines moyenne'............	1074	25.2002	5.3792	1047.7998
Total des substances rejetées..	1166.7777	82.0758	6.8369	1083.2442
Différences.................	1083.2223	495.1472	1.0776	581.7585

Suite au Tableau nᵒ 10.

	ACIDE PHOSPHORIQUE.	ACIDE SULFURIQUE.	CHLORE.	CHAUX.	MAGNÉSIE.	POTASSE.	TOTAL des substances dosées.	DIFFÉRENCES donnant la soude, fer. etc.
	gr.	gr.	gr.	gr.	gr.	gr.	gr.	gr.
Eau de boisson..............	0.0025	0.0300	0.0105	0.0825	0.0315	Traces	0.1570	0.1805
Pain.......................	1.9875	0.7325	0.9735	0.6737	0.3721	0.3479	5.0072	2.4898
Total des substances ingérées.	1.9900	0.7625	0.9840	0.7562	0.4036	0.3479	5.2442	2.6703
Fèces......................	0.1245	0.0632	0.0127	0.5121	0.2784	0.0752	1.0561	0.4016
Urines.....................	1.6534	0.5982	0.8400	0.1252	0.1142	0.2716	3.6026	1.7766
Total des substances rejetées..	1.7779	0.6514	0.8527	0.6373	0.3926	0.3468	4.6587	2.1782
Différences.................	0.2121	0.1111	0.1313	0.1189	0.0110	0.0011	0.5855	0.4921

Tableau nᵒ 11 , *indiquant les différentes moyennes relatives à la composition des urines.*

MOYENNE de la composition des urines pour les jours :	QUANTITÉ en centimètres cubes.	DENSITÉ.	ACIDITÉ exprimée en potasse anhydre.	URÉE.	ACIDE URIQUE.	SUBSTANCES solides anhydres.	SELS ANHYDRES.	SUBSTANCES organiques non dosées.
	gr.		gr.	gr.	gr.	gr.	gr.	gr
de régime mixte animal.	1432	1.017	0.4858	34.47	0.3722	54.9895	13.0201	7.158
de régime uniforme sans viande..........	1074	1.012	0.1777	22.41	0.1632	30.5810	5.3714	2.627
de repos............	1157	1.010	0.117	20.46	0.132	29.0940	5.4397	3.066
d'activité cérébrale. ...	1320	1.010	0.117	23.88	0.136	32.6210	5.797	2.81
d'activité musculaire...	752	1.016	0.300	22.89	0.222	30.0193	5.111	2.01

Suite au **Tableau nᵒ 11.**

MOYENNE de la composition des urines pour les jours :	ACIDE phosphorique anhydre.	ACIDE SULFURIQUE anhydre.	CHLORE.	CHAUX.	MAGNÉSIE.	POTASSE.	SUBSTANCES minérales non dosées, soude, fer, etc.
	gr.	gr.	gr.	gr.	gr.	gr.	gr.
de régime mixte animal.	1.9707	1.0540	4.6193	0.2544	0.1555	0.3700	4.6381
de régime uniforme sans viande	1.6534	0.5982	0.8400	0.1252	0.1142	0.2716	1.7766
de repos	1.5080	0.4646	1.2239	0.1264	0.1099	0.2531	1.7535
d'activité cérébrale....	1.9777	0.9424	0.4169	0.1242	0.1153	0.2674	1.9534
d'activité musculaire..	1.4779	0.3878	0.8792	0.1251	0.1173	0.2943	1.6247

Tous les résultats analytiques principaux étant consignés dans les tableaux précédents, il nous suffira de
donner aux chiffres leur signification vraie, pour en tirer
des déductions rigoureuses. Nous ne pouvons songer à
présenter complétement les conséquences nombreuses
qui surgissent; les expériences physiologiques ayant
pour sujet les phénomènes d'assimilation et de désassimilation sont d'une complexité telle, qu'il est difficile
d'en rassembler à la fois toutes les données. Ce qui nous
importe, c'est de ne pas perdre de vue le sujet de cette
thèse, tout en recueillant, chemin faisant, les résultats
accessoires principaux.

Pendant les douze jours d'alimentation mixte, mais
principalement animale, sans détermination de la quantité d'aliments solides et liquides, les urines, malgré la
variété des occupations auxquelles nous nous sommes
livrés, présentent une composition moyenne assez uniforme, et d'ailleurs les différences qu'on peut remarquer n'ont pour nous aucune signification, les variables
n'étant pas connues.

Le nombre moyen des mictions est de quatre, quelquefois cinq, plus rarement trois. En général, les plus abondantes sont celles qui suivent un repas copieux, puis
celles du matin. La densité varie généralement inverse-
ment à la quantité.

La température au moment de l'emission, déterminée
comme nous l'avons exposé, éprouve une variation
périodique de 1° par vingt-quatre heures. A l'urine du
matin correspond le minimum égal à 37°,2, à celle qui
est rendue après un temps aussi éloigné que possible
des principaux repas, correspond toujours le maximum
de température, qui atteint, surtout s'il y a exercice.

musculaire, 38°,2, mais qui, dans tous les cas, est de 38°;
aux urines, émises peu après les repas et pendant la
digestion, correspond une température moyenne qui
d'ordinaire est égale à 37°,6 ou 37°,5.

En parcourant le tableau n° 1, relatif aux neuf jours
de régime uniforme, on voit ces mêmes variations se
manifester avec une régularité remarquable, qu'on pourrait représenter par une courbe qui, en supposant cinq
mictions journalières et deux repas principaux, aurait
un minimum, deux maximums et deux points moyens
alternant avec ces derniers. Si on admet, ce qui nous
paraît hors de doute, que l'urine (au moment de sa formation dans le rein) participe à ces variations, on aura
une courbe continue que nous figurons ici :

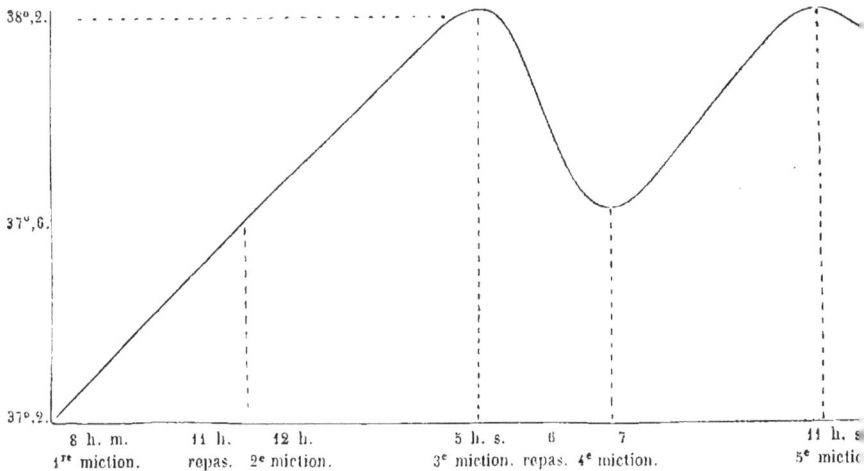

38°,2.							
37°,6.							
37°,2.							
	8 h. m.	11 h.	12 h.	5 h. s.	6	7	11 h. s
	1ʳᵉ miction.	repas.	2ᵉ miction.	3ᵉ miction. repas. 4ᵉ miction.			5ᵉ mictic

Cette courbe n'a pour but que de bien faire saisir la
loi et ne saurait d'une manière absolue être vraie. Nous
n'entreprendrons pas de montrer que les changements
de température sont en accord parfait avec l'exercice

simultané de telle ou telle fonction, et qu'on pouvait par conséquent les supposer; ce serait nous engager dans une question physiologique déjà traitée, et pour laquelle, d'ailleurs, nous n'avons ni des données assez nombreuses, ni la compétence.

Le changement dans l'alimention n'a eu aucune influence sur la température. Les différents traités donnent pour elle le chiffre de 35° à 37° centigrades; nous avons déjà expliqué pourquoi ce chiffre devait être trop faible.

En parcourant les tableaux n°s 2, 3, 4 et 5, on remarquera que la proportion d'urée que nous trouvons est supérieure à celle qui est généralement admise. Nous trouvons en effet une moyenne par kilog. de 0^g,65, chiffre assez différent de 0^g,42, admis pour les adultes. La quantité donnée par les auteurs allemands et anglais est au contraire un peu plus élevée. De nombreuses causes peuvent être invoquées pour expliquer cette dernière divergence et, entre toutes, l'alimentation étant mise à part, le climat, par ses nombreux éléments, est la principale. D'après une observation que nous avons recueillie au cours de M. Bouchardat, un habitant, vivant dans un pays chaud, sous une latitude très-faible, présente au bout de quelques mois de séjour à Paris une augmentation notable d'urée.

Nous ne pouvons insister sur tous les chiffres correspondant aux urines des douze jours de régime mixte, et nous arrivons aux tableaux n°s 6 et 7, les plus importants pour notre sujet.

La première observation à faire est le changement immédiat, et en quelque sorte instantané, qui se produit dans la proportion des diverses substances lorsque

le régime est modifié ; le plus frappant est celui qui est
relatif à l'urée. Dès que l'alimentation, au lieu d'être
mixte, mais principalement animale, devient presque
végétale tout en étant fortement azotée, le chiffre de
l'urée baisse immédiatement d'environ 10 grammes,
c'est-à-dire de près du tiers pour les vingt-quatre
heures. Ce fait, dont nous tirerons plus loin une conséquence importante, est d'accord avec ceux qui résultent
d'expériences anciennes de Lehmann et de Frerichs,
confirmées depuis par bon nombre de physiologistes.

Les variations principales observées pendant les neuf
jours portent sur la quantité d'urine, la densité, l'acidité, la proportion d'urée, d'acide urique, d'acide phosphorique, d'acide sulfurique et de chlore.

Le minimum de la quantité d'urine correspond aux
jours de travail musculaire : l'activité plus grande de
l'exhalation pulmonaire, la production inévitable d'une
plus grande quantité de sueur, sont les deux raisons
principales de cette diminution. Je signalerai à ce propos un fait que chacun peut facilement vérifier : c'est
celui de la résorption de l'eau dans la vessie, dans les
circonstances suivantes : supposez que le besoin d'uri-
ner se fasse sentir assez énergique, qu'on y résiste quelques instants et qu'on se livre immédiatement à un
exercice musculaire un peu violent, le besoin disparaî-
tra, et cela pendant plusieurs heures, en admettant qu'on
n'ingère pas de boisson. Ce fait, que d'autres expérimentateurs ont dû nécessairement observer, nous l'avons
vu se produire à plusieurs reprises, et il ne peut s'expliquer que par l'absorption de l'eau s'effectuant par endosmose au travers des parois et rentrant dans la circulation par les veines. Cette réabsorption de l'eau

s'accompagne-t-elle de celle d'autres principes en dissolution? Nous ne nous prononcerons pas, tout en pen-
chant pour l'affirmative, l'endosmose de l'eau n'ayant
jamais lieu sans la dialyse des sels et substances cristal-
lisés qu'elle renferme.

La quantité la plus considérable d'urine éliminée dans
les vingt-quatre heures correspond aux jours d'activité
cérébrale. Depuis longtemps on a signalé l'abondance
des urines dites nerveuses; nous nous bornons à faire
remarquer cette coïncidence.

Nous n'avons pas noté dans nos tableaux la coloration
des urines; la variation de cette donnée a son importance comme caractère physique facilement appréciable.
A l'état physiologique, plus les urines sont abondantes,
moins elles sont colorées, et réciproquement.

La densité varie avec la quantité, diminuant quand
celle-ci augmente; les urines du matin sont cependant
les plus denses.

L'urine des vingt-quatre heures a toujours a été acide;
l'acidité variable est toujours proportionnelle à la quantité d'acide urique. Contrairement aux résultats des travaux de MM. Lecanu et Lehmann, on voit ce dernier
corps éprouver une diminution notable sous l'influence
du régime; il suffit de parcourir le tableau n° 11 pour
apprécier la différence considérable dans la proportion
contenue comme moyenne dans les urines des douze
jours d'alimentation mixte, et celle renfermée dans les
urines des neuf jours suivants.

Si on calcule la quantité de potasse nécessaire à la
neutralisation des différents poids d'acide urique obtenus, on trouve qu'elle est inférieure à celle que donne la
détermination directe de l'acidité; les différences entre

les deux chiffres sont d'autant plus considérables que les urines renferment plus d'acide urique. L'explication de ce fait découle des observations suivantes : l'acide urique n'est pas le seul acide libre de l'urine ; l'acide hippurique et l'acide carbonique concourent partiellement à l'acidité ; la quantité de ce dernier est proportionnelle au travail musculaire, comme l'a montré M. Morin, et sa variation est dès lors de même sens que celle de l'acide urique.

Il est généralement admis que l'acidité de l'urine est due aux phosphates alcalins transformés en phosphates acides par l'acide urique qui, par l'effet de cette réaction, se trouverait exister à l'état d'urate de soude principalement. Nous ne saurions nous ranger à cette opinion.

D'abord, l'acide urique peut-il enlever la soude au phosphate de soude ordinaire, ayant pour formule : $2NaO,HO,PO^5,HO$. Il ne saurait être question du phosphate tribasique, $3NaO,PO^5,nHO$, dont quelques auteurs admettent la présence dans l'urine et le sang ; ce sel est si facilement décomposable par l'acide carbonique, toujours à l'état libre dans ces deux liquides, que, jusqu'à preuve du contraire, nous serons d'un avis opposé. Pour résoudre la question que nous venons de poser, nous avons fait agir de l'acide urique sur du phosphate de soude dissous dans l'eau en proportion variable, savoir : 1 gr. pour 100, 5 gr. pour 100, 10 gr. pour 100. Nous avons préalablement déterminé le coefficient de solubilité de l'acide urique dans l'eau à 15°, et comme moyenne de quatre évaluations concordantes, nous avons trouvé égal à $\frac{1}{2100}$; le chlorure de sodium ne change pas la solubilité ; l'acide chlorhydrique la diminue ; le phosphate de soude, dans les proportions ci-dessus indiquées, l'augmente d'environ le double. Ce dernier corps, bien purifié par plusieurs cristallisations, donne des dissolutions très-légèrement alcalines au papier de tournesol. Lorsque, pendant deux à trois heures, on fait agir vers 60°, en agitant souvent, de l'acide urique en excès sur le phosphate de soude dissout, on remarque, après avoir filtré la liqueur refroidie, les réactions suivantes : la solution est devenue acide, et, au bout de vingt-quatre heures, un dépôt cristallin peu abondant se produit; examinés au microscope, les cristaux affectent la forme de prismes droits à base carrée, bien définis, lorsqu'on a opéré sur la solution à 1 p. 100 de phosphate de soude; avec les dissolutions à 5 et à 10 p. 100, les cristaux se groupent et apparaissent sous la forme décrite pour l'urate de soude.

Après quarante-huit heures nous avons séparé les cristaux par filtration, et nous avons fait évaporer doucement; si on pousse l'évaporation jusqu'à siccité et qu'on sépare de temps en temps les cristaux formés, et analogues aux premiers, on reconnaît que le résidu repris par de l'eau donne une solution à peine acide ; si le phosphate de soude avait été transformé en phosphate acide, si de l'urate de soude s'était par suite formé, on devrait arriver à un résultat tout différent. Quels sont donc ces composés cristallins que l'on a séparés? Lavons-les à plusieurs reprises, desséchons-les; ils sont peu solubles dans l'eau froide, calcinons-les sur une capsule de platine. Un essai préalable nous a appris qu'ils renferment de l'acide urique; cette dernière opération nous montre qu'ils laissent un résidu fixe, alcalin, mais contenant du phosphate de soude. Le corps était cristallisé, parfaitement défini ; nous sommes par suite obligé d'admettre une combinaison d'acide urique et de phosphate de soude; ce composé peu soluble donne d'ailleurs une solution acide, et sa solubilité est plus grande dans l'urine que dans l'eau distillée. Nous avons cherché à en déterminer la composition; mais nous avons été arrêté par la difficulté qu'il y a à séparer les composés, au moins au nombre de deux, qui paraissent se former dans les conditions où nous nous sommes placé. Malgré quelques indications que nous pourrions donner, nous préférons réserver entièrement cette question.

Nous avons entrepris ces recherches, sur lesquelles on nous excusera d'insister, à propos d'une question étudiée et débattue par plusieurs chimistes et entre autres par Berzélius, Vigla, Thénard, Becquerel, Prout, Quévenne, Donné, parce que nous avions reconnu que les dépôts d'urates qui se forment peu après l'émission des urines, dans celles qui en sont chargées, donnent des cendres, qui renferment beaucoup de phosphate de soude. Si, dans une urine normale, on retarde la décomposition en y ajoutant quelques goutes d'essence de pétrole, et laissant après agitation s'étaler à la surface une mince couche, l'acide urique se sépare en cristallisant lorsque sa quantité est supérieure à celle que la solubilité seule permet d'être dissoute. Plusieurs raisons concourent à ce que sa précipitation soit facilitée par l'acide chlorhydrique mélangé à l'urine : 1° cet acide diminue la solubilité propre de l'acide urique ; 2° il décompose les combinaisons de ce corps avec les phosphates alcalins ; 3° il retarde la fermentation ammoniacale de l'urine, se combine à l'ammoniaque qui se forme et qui, à l'état libre, agissant en présence de la chaux et

de la magnésie sur les phosphates alcalins, les trans-
formerait en phosphates insolubles, et ferait passer l'acide
urique à l'état d'urate de soude, et puis d'urate d'ammoniaque en partie, ce qui explique pourquoi ces différents corps se rencontrent dans les dépôts d'urines al-
térées. Pour toutes ces raisons, nous concluons que l'a-
cide urique existe dans les urines, partie à l'état libre,
partie copulé ou combiné aux phosphates alcalins.

En parcourant le tableau n° 6, on voit que l'état de repos
ou d'activité cérébrale ne modifie pas la proportion d'a-
cide urique, qui se trouve au contraire augmentée les
jours d'activité musculaire. Ce dernier résultat semble-
rait en opposition avec ce fait bien avéré que chez un
homme d'un genre de vie sédentaire, à alimentation principalement animale, dont les urines sont fortement
chargées d'acide urique, l'exercice musculaire seul en
plein air en fait notablement diminuer la proportion.
Mais cette diminution n'est qu'apparente; car il est hors
de doute d'après les expériences directes de MM. Wœlher et Frerichs que cet acide éprouve des oxydations
dans le torrent circulatoire, oxydations dont les deux
principaux produits sont l'urée et l'acide carbonique.
On trouvera à ce sujet de belles considérations scienti-
fiques dans l'*Annuaire thérapeutique* de M. Bouchardat,
1867, article *Gravelles*. Nul doute que tout l'acide urique
produit par le travail musculaire n'apparaît pas dans les
urines. Il faudrait aussi dans beaucoup de cas faire intervenir l'action si remarquable de plusieurs acides organiques, et, en particulier, ceux de la série aromatique.
Dans l'état physiologique, nous concluons que l'exercice
musculaire fait apparaître dans les urines une plus
grande quantité d'acide urique.

La variation de l'urée en rapport avec les divers états
de l'organisme est des plus remarquables et elle ne peut
échapper en parcourant le tabl. n° 6. Nous avons déjà fait
ressortir l'influence immédiate du régime, et nous voyons
que vingt-quatre heures après avoir quitté l'alimentation mixte animale, comme vingt-quatre heures après
l'avoir reprise, le chiffre de cette substance éprouve une
variation considérable. On ne peut certainement man-
quer de se poser la question suivante : d'où vient cette différence et toute l'urée provient-elle dans ces conditions
de la désassimilation des tissus, en rapport avec leur
nutrition et leur fonction ? Nous répondons négativement,
et nous admettons la formation directe de l'urée dans le
sang, surtout lorsque les substances albuminoïdes y ar-
rivent en excès. Cette urée nous l'appelons *urée de calorification*. Serait-il possible d'expliquer cette diminution
si subite de l'urée dans l'espace de vingt-quatre heures
sans pouvoir noter de changement dans la température, la respiration, la circulation, sans l'apparition
d'aucun phénomène spécial ? Pourrait-on dire que, dans
un si court espace de temps, la nutrition des tissus
puisse être si variable, ou bien que les corps azotés
sont assimilés et subissent les métamorphoses régres-
sives descendantes. Nous savons qu'il déplaît souverai-
nement aux anatomistes d'admettre que des combustions chimiques ou réactions de ce genre puissent
s'opérer dans le sang. Nous ne considérons pas certainement ce liquide comme une simple dissolution de principes immédiats, et on doit l'envisager comme un tissu ;
l'anatomie et la chimie se doivent pour l'étudier un
concours réciproque. Mais comment, dans un milieu si
complexe, à une température si favorable, en mouve-

ment continuel, toujours en contact avec l'oxygène de l'air, recevant sans cesse, après la préparation spéciale que leur fait subir l'appareil digestif, des matériaux nouveaux, comment dans de pareilles conditions n'y aurait-il pas de combustions directes dans le sang? Et puis ce tissu, considéré en lui-même, ne doit-il pas éprouver les métamorphoses de nutrition? On connaît les expériences de Lehmann et de Frerichs sur la variation de l'urée sous l'influence de l'alimentation; on sait que, dans le jeûne absolu ou accompagné seulement de boissons n'agissant pas comme aliment, l'urée continue à apparaître dans les urines; on sait aussi que dans ces conditions, sa proportion diminue rapidement si on fait prendre à l'animal en expérience des aliments non azotés; la température, qui s'était abaissée, conserve ensuite sa valeur normale. Ces derniers faits prouvent que la désassimilation des tissus peut être provoquée dans le but d'entretenir la chaleur animale, et au nombre de ces tissus le sang doit surtout ne pas être oublié. Ainsi nous concluons que, dans l'état normal et principalement lorsque l'alimentation est trop riche en substances animales azotées, l'urée se forme directement dans le sang, et pour la distinguer de celle qui provient des autres tissus, nous l'appelons *urée de calorification*.

En suivant attentivement la variation de l'urée pendant les neuf jours, on voit le minimum correspondre aux jours de repos; les maxima correspondent aux jours d'activité musculaire et d'activité cérébrale. Ainsi le corps est-il en repos relatif, l'activité cérébrale proprement dite est-elle seule surexcitée? augmentation d'urée dans les urines. Les conditions extérieures sont cependant les mêmes, comme on peut s'en convaincre par le tableau numéro 1. La différence maximum atteint près de 5 grammes, et nul doute qu'elle serait plus considérable, s'il était possible d'arriver à l'état de repos parfait. Ce qui doit encore frapper, c'est la répétition parfaitement concordante des résultats. Les expériences sont disposées de manière qu'un jour d'activité cérébrale succède, tantôt à un jour de repos, tantôt à un jour de travail musculaire. Comme nous l'avons déjà fait observer, il est probable d'après nos résultats que, dans l'espace de vingt-quatre heures, l'économie se débarrasse par les urines de la majeure partie des matériaux fixes de combustion formés; nous ne pensons pas, toutefois, qu'on puisse, d'une manière rigoureuse, fixer ce laps de temps; et après un exercice violent, quel qu'il soit, il est possible que l'urine recueillie dans le second jour en porte encore la trace. Nous dépasserions notre pensée en disant qu'on peut fixer des limites tranchées à des phénomènes aussi complexes; mais, d'un autre côté, l'expérience est là avec ses résulats, et elle est souveraine. La certitude que la production de la pensée s'accompagne d'une dépense organique, se traduisant principalement par une augmentation de l'urée, servira, nous n'en doutons pas, à expliquer bien des faits, et nous n'entreprendrons pas ici d'essayer même un aperçu.

L'urée, rejetée par les urines, chez une personne qui ingère une quantité suffisante d'aliments, au nombre desquels figurent ceux d'origine animale, a deux sources bien distinctes et d'importance bien inégale. La plus grande partie provient de la désassimilation des éléments anatomiques formant les tissus; elle est d'autant plus grande, que leur activité, et par suite, leur nutrition et leur rénovation sont plus rapides. C'est l'urée en quelque sorte fondamentale, nécessaire pour qu'il y ait vie; quand sa formation descend au-dessous d'une certaine limite, tout mouvement s'éteint, et la mort en est la conséquence. L'importance de l'u-rée de calorification est beaucoup moindre et dans le cas d'une alimentation peu azotée et relativement riche en matières féculentes et matières grasses, sa propor-tion doit être bien faible. Cette observation est surtout vraie pour l'être qui, comme l'enfant, est en voie d'ac-croissement. L'urée de désassimilation provient princi-palement des appareils organiques dont les fonctions sont le plus en activité, et on peut en rapporter en grande partie la production :

1° A l'accomplissement de la respiration, de la diges-tion et de la circulation, considérées en elles-mêmes ;

2° A l'accomplissement de l'activité musculaire vo-lontaire ;

3° A l'accomplissement de l'activité cérébrale.

Mais, nous le répétons, si cette distinction ne peut être faite d'une manière absolue, à cause de la connexité intime des différents systèmes n'agissant jamais iso-lément, elle est, cependant une conséquence de l'expé-rimentation.

Dans quelle proportion ferions-nous ces quatre parts principales du chiffre moyen de l'urée dans les cas de l'alimentation mixte animale? Nous tomberions trop dans le champ de l'hypothèse en l'essayant, et il n'y au-rait aucune utilité à s'y lancer. Cependant nous croyons possible d'arriver par l'expérience à des approxima-tions.

Nous n'insisterons pas sur la variation quelquefois considérable des substances organiques non dosées directement, et qui comprennent principalement la créatine, la créatinine, l'acide hippurique; nous ne pourrions tirer de cette étude aucune déduction rigoureuse, espérons qu'on arrivera à les doser d'une manière sûre et rapide et elles fourniront alors des données très-intéressantes.

Le changement de régime fait éprouver aux substances minérales en totalité une variation considérable et rendue bien manifeste par l'examen comparé des tableaux nᵒˢ 2 et 7. Il n'y a dans ce fait, que nous nous bornons à constater, rien qui doive surprendre; la différence porte en grande partie sur le chlorure de sodium, et le vin, relativement riche en sels, formait la boisson principale pour les douze jours d'alimentation mixte. Nous avons déjà donné les raisons pour lesquelles nous n'avons pas groupé les acides et les bases; ce groupement n'est pas soumis à des règles fixes, et la chimie est encore impuissante à doser directement les sels tels qu'ils existent dans l'urine.

Les variations observées les plus importantes, les seules que nous puissions déduire de nos analyses, sont relatives aux acides phosphorique et sulfurique, au chlore. On peut les résumer en disant : à l'activité cérébrale est liée l'apparition dans les urines d'une proportion relativement plus considérable des deux premiers corps ; à l'activité musculaire, celle du chlore. Quelques observations déduites de l'examen des urines de malades atteints de délire aigu et de delirium tremens, publiées par M. Bence Jones, concordent en partie avec nos résultats. Mais nous ferons remarquer avec M. Beale qu'on ne peut les considérer comme complètes, ayant été faites sur des échantillons partiels ; mais ces études ont une très-grande importance, et elles viendront. nous en avons l'assurance, compléter et fortifier nos conclusions.

On sera peut-être étonné de voir qu'à l'état de repos le chlorure de sodium est rejeté en plus grande quantité, que lorsque le corps est en activité musculaire. Nous ferons remarquer que, depuis les recherches de M. Favre, on sait que ce sel est de beaucoup le plus abondant de ceux que renferme la sueur, et comme cette sécrétion est activée nécessairement par l'exercice musculaire, il faudrait, pour conclure, pouvoir tenir compte de la quantité éliminée par cette voie. Les phosphates et les sulfates sont au contraire en proportion très-faible dans ce liquide, et les différences considérables qui correspondent à l'activité cérébrale et à l'activité musculaire ne peuvent lui être rapportées. On ne peut pas davantage les imputer aux matières fécales.

Si on consulte les tableaux nᵒˢ 1 et 10, on remarque que la quantité des fèces n'est pas constante, qu'il y en a absence durant trois jours (14, 17, 21); mais elles correspondent à un jour de travail musculaire et à deux jours de repos. Outre la constance des caractères physiques de ces excrétions, la composition moyenne que nous donnons a été trouvée pour les sels très-uniforme. On remarque leur faible proportion, comparée à celle qui est contenue dans l'urine; la chaux et la magnésie des aliments paraissent s'éliminer en grande partie par cette voie sans être absorbées; le chlorure de sodium y est au contraire très-peu abondant.

En faisant, dans le tableau nᵒ 10, une espèce de balance

des substances introduites par le tube digestif et de celles déversées à l'extérieur, nous n'avons pour but que de tirer de nos expériences un résultat accessoire pour notre sujet, mais qui pourra avoir son utilité pour d'autres travaux. L'équivalence que nous établissons n'est pas d'ailleurs complète, et nous aurions dû, pour qu'elle fût importante à consulter, doser l'azote du pain et celui des matières fécales. Les différences inscrites représentent la perte opérée par l'exhalation pulmonaire, la sueur, les productions et desquamations épithéliales. On voit que, dans les circonstances où nous étions placés, la déperdition moyenne de l'eau en dehors de celle effectuée par les urines et les fèces est d'environ 581 grammes par vingt-quatre heures.

Les variations dans la proportion des trois éléments minéraux cités doit-elle être attribuée comme celle de l'urée et de l'acide urique au travail organique? Nous ne les croyons pas explicables sans cela; la quantité introduite journellement dans l'économie est uniforme; toutes les autres conditions sont sensiblement identiques; d'où viendrait qu'un jour j'élimine par les urines environ 2 grammes d'acide phosphorique, 1 gramme d'acide sulfurique, et qu'un autre jour ces nombres soient réduits de moitié?

Nous ne connaissons pas encore, malgré de fort belles recherches, la constitution des matières albuminoïdes. On sait qu'outre leurs quatre éléments fondamentaux, elles renferment du soufre et du phosphore, sans savoir sous quel état. En préparant par les divers procédés indiqués dans les ouvrages, et en particulier par celui de M. Wurtz, ce qu'on est convenu de regarder comme de l'albumine pure, on peut se convaincre que cette

substance, après sa destruction, laisse un résidu de sulfates et phosphates principalement. Ce serait nous engager dans un sujet trop distinct du nôtre que d'entrer
dans des considérations sur les différences reconnues
entre les tissus musculaires et nerveux proprement dits,
et de montrer, en nous appuyant sur elles, comment nos
résultats y trouveraient leur explication. Dans toute
question, surtout dans celles qui en soulèvent de fort
nombreuses, il faut savoir se borner.

Nous croyons pouvoir arrêter là cette étude et nous
dispenser de faire ressortir de nos expériences quelques
autres résultats peu importants. Nous espérons pouvoir
en recommencer de nouvelles, qui seront certainement
plus complètes lorsque celles-ci auront subi l'examen
et les critiques de nos maîtres.

CONCLUSIONS.

Nous résumerons en peu de mots les principaux faits
dont ce travail a été l'objet, et nous formulerons les conclusions principales auxquelles il nous a conduit.

Nous avons revu et donné une précision plus grande
aux dosages :

1° De l'urée par l'azotate de bioxyde de mercure,

2° De l'acide urique,

3° Des phosphates, par l'azotate d'urane.

Nous avons imaginé un appareil simple pouvant servir à déterminer plus exactement la température de
l'urine au moment de l'émission : nous avons été conduit à formuler une loi sur la variation de cette donnée,
dans les vingt-quatre heures.

La durée des expériences nous a permis de montrer

l'influence immédiate et considérable de l'alimentation sur la composition des urines.

L'acide urique existe dans les urines, partie à l'état de liberté, partie en combinaison avec les phosphates alcalins.

Les conclusions principales peuvent être formulées ainsi :

L'exercice de l'activité cérébrale proprement dite ou de la pensée s'accompagne de la production plus abondante et de l'apparition simultanée dans les urines d'urée, de phosphates et de sulfates alcalins.

L'exercice de l'activité musculaire s'accompagne de la production plus abondante et de l'apparition simultanée dans les urines, d'urée, d'acide urique et de chlorure de soduim.

Etant données séparément les urines d'un homme qui, pendant trois jours, aura suivi un alimentation uniforme et se sera trouvé dans des conditions extérieures sensiblement identiques, il sera possible, par l'analyse seule, de savoir à chacun desquels correspond, d'une manière relative, l'état ou de repos ou d'activité cérébrale, ou d'activité musculaire.

Nous serons heureux si nous avons pu apporter un grain de sable à l'édification de ce temple immense et grandiose qu'on appelle la science, d'où s'élève chaque jour plus puissante la voix qui combat l'ignorance, la misère et la maladie ; c'est elle qu'a toujours fait entendre cette Faculté à laquelle je me ferai gloire d'appartenir.

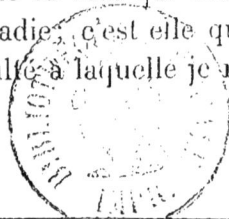

A. PARENT, imprimeur de la Faculté de Médecine, rue Mr-le-Prince, 31.